科学出版社普通高等教育案例版医学规划教材

供药学类等专业使用

案例版

药学文献检索与利用

第 2 版

主　编　乔晓强

副主编　张　玲　郭怀忠

编　者（以姓氏汉语拼音为序）

边阳阳（西北大学）	邓　楠（西安交通大学）
郭怀忠（河北大学）	李　婉（河北大学）
刘键熙（福建师范大学）	乔晓强（河北大学）
宋亚丽（河北大学）	闫静怡（哈尔滨医科大学大庆校区）
张　凡（河北医科大学）	张　玲（徐州医科大学）
张海江（淮阴工学院）	张雪璐（中国药科大学）

科学出版社

北　京

郑 重 声 明

为顺应教学改革潮流和改进现有的教学模式，适应目前高等医学院校的教育现状，提高医学教育质量，培养具有创新精神和创新能力的医学人才，科学出版社在充分调研的基础上，首创案例与教学内容相结合的编写形式，组织编写了案例版系列教材。案例教学在医学教育中，是培养高素质、创新型和实用型医学人才的有效途径。

案例版教材版权所有，其内容和引用案例的编写模式受法律保护，一切抄袭、模仿和盗版等侵权行为及不正当竞争行为，将被追究法律责任。

图书在版编目（CIP）数据

药学文献检索与利用/乔晓强主编.—2版.—北京：科学出版社，2024.1
科学出版社普通高等教育案例版医学规划教材
ISBN 978-7-03-076875-9

Ⅰ.①药…　Ⅱ.①乔…　Ⅲ.①药物学–信息检索–高等学校–教材
Ⅳ.① R-058

中国国家版本馆 CIP 数据核字（2023）第 212774 号

责任编辑：张天佐/责任校对：宁辉彩
责任印制：张　伟/封面设计：陈　敬

科学出版社 出版
北京东黄城根北街 16 号
邮政编码：100717
http://www.sciencep.com
三河市宏图印务有限公司　印刷
科学出版社发行　各地新华书店经销
*

2017 年 3 月第 一 版　开本：787×1092　1/16
2024 年 1 月第 二 版　印张：11 1/2
2024 年 1 月第七次印刷　字数：288 000

定价：46.00 元
（如有印装质量问题，我社负责调换）

第 2 版前言

文献检索是科研人员了解有关领域最新及全面信息的主要途径和工具，是本科生和研究生需要掌握的必备专业技能，是药学相关专业学生的必修课程。在文献检索课程教学中，我们发现现有药学文献检索教材成书时间普遍较早，尤其对目前日新月异的网络数据库、外文数据库，以及新兴的检索工具等介绍相对陈旧，缺乏更新，不能满足当前药学和相关专业人员科研信息检索的需求。鉴于此，我们组织相关教师和科研一线人员，在参考当前文献检索书目、网络数据库资源，以及作者多年进行文献检索所积累的经验基础上，结合本领域的最新进展编写了本书，力求反映文献检索的前沿信息，介绍最新的文献检索工具和权威数据库，同时对文献检索的基础知识、文献研读和论文写作进行介绍。在本书编写过程中，我们引入真实、典型的案例，通过将案例教学和理论教学相结合，以提升教学效果，为培养高素质、创新型的药学相关人才提供支持和帮助。

本书主要内容包括绪论、文摘型检索工具、中文全文数据库检索、英文全文数据库检索、电子图书检索、专利信息检索、网络药学资源、文献管理与阅读、学术论文撰写及投稿等内容。重点介绍了如何利用计算机和互联网资源进行文献检索与管理，基本满足了药学相关专业开展文献检索教学和科研工作的需求。

本书每章均有案例助学，课后附有思考题，帮助读者领会和掌握有关章节的重点及难点。在本书的学习中，应注重理论与实践相结合，课下多进行相关检索训练，若能够与身边的科研工作结合起来则效果更好，不仅可以加深记忆和理解，巩固文献检索基础知识，还可以在实践中不断积累经验，熟能生巧，尽快提高检索效率和查全率。由于文献更新的速度较快，本书的检索结果和统计数据截止到 2023 年 8 月，仅供读者学习参考。

本书由西北大学边阳阳，西安交通大学邓楠，河北大学郭怀忠、李婉、乔晓强、宋亚丽，福建师范大学刘键熙，哈尔滨医科大学大庆校区闫静怡，河北医科大学张凡，徐州医科大学张玲，淮阴工学院张海江，中国药科大学张雪璐等通力合作编写而成，并得到了有关单位和人员的大力支持，在此一并表示感谢，特别感谢科学出版社的大力支持和帮助。

本书主要供高等院校药学、药物制剂、临床药学、中药学、制药工程、化学、化工等相关专业本科生和研究生教学使用，也可供从事相关研究的科研人员参考。

由于我们水平有限，加之文献检索相关知识更新迅速，书中难免存在不足之处，恳请广大读者批评指正。

乔晓强

2023 年 8 月 30 日

第1版前言

文献检索是科研人员了解有关领域最新和全面信息的途径和工具，是药学本科生和研究生必备的专业技能，是药学相关专业学生的必修课程。在文献检索课程教学中，我们发现现有药学文献检索教材普遍版本较早，内容比较基础和经典，缺乏更新，尤其对目前日新月异的网络数据库、外文数据库，以及新兴的检索工具等介绍相对简单，不能满足当前药学和相关专业人员科研信息检索的需求。鉴于此，我们组织相关教师和科研一线人员，在参考当前文献检索书目、网络数据库资源，以及作者多年进行文献检索所积累经验的基础上，结合本领域的最新进展编写了本书，力求反映文献检索的最新成果，介绍最新的文献检索工具和权威数据库，同时对文献检索的基础知识、文献研读和论文写作进行介绍。

本书主要包括文献检索基础知识、中外文文摘型和全文型检索工具、电子图书和专利检索，以及文献管理和科技论文写作等，重点介绍了如何利用计算机和互联网资源进行文献检索和管理，基本满足了药学相关专业开展文献检索教学和科研工作的需求。

本书每章后附有思考题，帮助读者领会和掌握有关章节的重点和难点。同时，在本书的学习中应注重理论与实践相结合，课下多进行相关检索训练，若能够与身边的科研工作结合起来则效果更好，不仅可以加深记忆和理解，巩固文献检索基础知识的学习，还可以在实践中不断积累经验，熟能生巧，尽快提高检索效率和查全率。

本书由福建师范大学刘键熙、大连医科大学张丽媛、美国密歇根州立大学孙良亮、美国约翰·霍普金斯大学陶定银、河北大学乔晓强、王利娟、李海鹰、秦新英和郭怀忠，以及郑州大学第一附属医院边阳阳、中国烟草总公司郑州烟草研究院邓楠等通力合作编写而成，并得到有关单位和人员的大力支持，在此一并表示感谢。

本书主要供高等院校药学、化学和化工相关专业本科和研究生教学使用，也可供从事药学和化学相关研究的科研人员参考。

由于我们水平有限，经验尚少，加之文献检索相关知识更新迅速，书中难免存在不足和疏漏之处，恳请广大师生批评指正。

编 者

2016 年 10 月

目　　录

第一章　绪　论

学习要求

1. 掌握文献的基本特征和主要分类方式。
2. 熟悉文献的检索语言及其分类方式和特点。
3. 了解常用的文摘型检索工具和全文数据库。

第一节　文献简介

《论语·八佾》中有这样一段话，子曰："夏礼，吾能言之，杞不足征也；殷礼，吾能言之，宋不足征也。文献不足故也。足，则吾能征之矣。"这可能是关于"文献"一词最早的记载了。南宋朱熹《四书章句集注》认为"文，典籍也；献，贤也"。由此可见，那时所指的"文献"包含文章典籍（"文"）和圣贤的言论、见闻，以及对某些事件的理解和感悟（"献"）等。

经过在历史长河中不断地演变，在两千多年后的今天，"文献"一词的含义变得更加充实与宽泛。"文献是指记录有知识的一切载体"，这是 1984 年中华人民共和国颁布的国家标准《文献著录总则》阐述的关于"文献"的定义。具体来说，文献是指用文字、图形、符号、音频、视频等技术手段记录的人类知识的全部载体。

一、文献的特征

文献具有三个最基本的特征，即知识性、记录性和物质性。因此，文献具有存储知识、交流和传递信息的功能。

▍（一）知识性

知识是文献的核心内容，具有历史价值和研究价值。它可以是关于某一段遥远的历史事件的描述，也可以是刚刚颁布的法律条文；它既可以是科技工作者发表的科学研究论文中所揭示的新发现，也可以是日常生活中老百姓每天看到的报纸中刊登的新闻与时事评论。可见，文献中的"知识"没有时间、空间和对象的限制。举个具体的与科学研究有关的例子。2021 年，河北大学乔晓强教授课题组与河北大学附属医院贾友超教授团队合作，开发了基于 Tim4@ILI-01 的免疫亲和片状材料，实现了外泌体的专属性高效捕获，相关成果发表在 *Analytical Chemistry*（《分析化学》）上。这一科研成果为基于外泌体的生物医学研究提供了新材料和新技术，具有很高的应用价值。

▍（二）记录性

人们通过各种技术手段将知识记录在载体中。起初，知识的记录形式相对单一，主要是文字与图形。随着近现代科学技术的巨大进步，知识的记录手段也变得多样化，文字、图形、音频和视频等皆可用于知识的记录。多样化的记录手段也使得我们对知识的认识更加形象、深入和全面。举个例子，下文介绍自下而上蛋白质组学（bottom-up proteomics）的基本实验流程。

第一种方法，仅仅采用文字描述。从细胞或组织中提取的蛋白质（protein）经过蛋白酶（一般采用胰蛋白酶，trypsin）的水解变成肽（peptide）混合物；采用反相液相色谱法（RPLC）将肽段混合物进行分离，分离后的肽段经过电喷雾离子化（electrospray ionization，ESI）变成气相离子；采用质谱（mass spectrometry，MS）检测气相肽段离子，获得肽段的精确质量；然后，不同的肽段离子被依次碎裂，进行串联质谱（tandem MS，MS/MS）分析，获得肽段碎片离子的精确质量；最后，通过数据库检索（database search）将获得的肽段及其碎片离子的精确质量与从基因组衍生获得肽段的理论精确质量进行比对，从而获得肽段的鉴定，进而鉴定出相应的蛋白质。虽然纯粹文字的描述方法提供了所有的信息，但是让人觉得有点枯燥，缺乏形象直观的感觉。

第二种方法，采用将卡通图（图1-1）与上述文字相结合的方式进行描述。卡通图的使用使得自下而上蛋白质组学基本实验流程更加形象与清晰。显然，第二种方法会使读者对自下而上蛋白质组学基本实验流程的理解更加深刻。

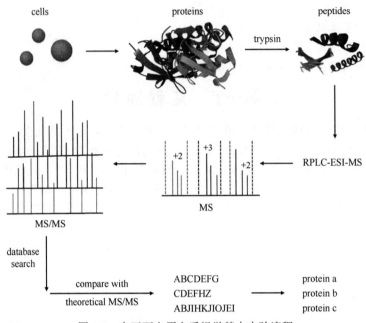

图 1-1　自下而上蛋白质组学基本实验流程

（三）物质性

文献需要载体。在古代，甲骨、金属、石、竹木、帛与纸等都曾经作为文献的载体。在现代，纸质材料、感光材料（如胶卷）、光盘与网络等都是广泛采用的文献载体。网络由于具有文献存储容量大、检索速度快、使用方便等优点，已迅速成为文献存储的新型和主要载体。以科技文献为例，印刷型的纸质文献是早期科技文献的主要形式，但是，现在纸质文献有慢慢被以网络载体为代表的电子版文献所取代的趋势。多数科技工作者已经习惯于完全通过电子版的期刊（journal）文献获取知识，基本上忽略了纸质版文献的存在。最近几年来，很多"开放获取"（open access，OA）的期刊更是只在线发表文章，而没有纸质印刷版。例如，英国自然出版集团旗下的期刊 *Nature Communications*（《自然·通迅》）与 *Scientific Reports*（《科学报告》）均没有纸质印刷版。"开放获取"类期刊将是大势所趋，计算机网络终将成为科技文献的主要载体。

二、文献的分类

文献的分类方法有多种，这里仅介绍根据文献的载体、内容和出版形式进行的分类方式。

（一）依据载体分类

依据载体文献可分为书写型文献、印刷型文献、缩微型文献、视听型文献和电子型文献。

1. 书写型文献（written document）　一般是指以纸张、竹简等为载体，由人工书写或抄写而成的文献，如书写在竹简或纸张上的古代文献、书法作品、书信、会议记录、手稿和病案记录等。这类文献具有一定的保存价值。

2. 印刷型文献（printed document）　以纸制材料为载体，是当前文献的最基本形式。其优点是可直接、方便地阅读；而其缺点是文献收藏需要较大空间，管理需要更多人力，借阅受图书馆服务地点和开馆时间的限制，以及文献信息共享较为困难等。

3. 缩微型文献（microform document） 以感光材料（如胶卷）为载体。相对于印刷型文献，缩微型文献具有体积小、存储转移方便等优点，但缩微型文献需要相应的阅读器。在整个文献库中，缩微型文献只占很少的一部分，不是文献的主流载体形式。

4. 视听型文献（audio-visual document） 又称声像型文献，是指以唱片、录音带和录像带等为载体，以声音和图像的形式记录的知识。其特点在于形象生动，易于理解。

5. 电子型文献（electronic document） 是指把信息和知识记录在计算机存储介质上或直接通过网络传送到用户终端供使用的数字文献，如电子图书、电子期刊、网络数据库和光盘数据库等。电子型文献具有存储容量大，转移、整理、检索方便快捷，以及数据可共享等优点。

需要指出的是，同一篇文献可以以多种形式存在。例如，一篇科技类文献可以是电子型文献，也可以是印刷型文献，还可以对印刷型文献拍照将其变成缩微型文献。

（二）依据内容及出版形式分类

依据内容及出版形式文献可分为图书、连续出版物及特种文献。

1. 图书 联合国教科文组织将图书（book）定义为，凡是由出版商出版的不包括封底和封面在内 49 页以上的印刷品，具有特定的书名和著作者名，并有特定的国际标准书号（ISBN 码），有定价并取得版权保护的出版物均称为图书。

2. 连续出版物 包括期刊和报纸（newspaper）等。根据联合国教科文组织对期刊的定义，以同样固定的名称，定期或不定期连续出版的一种出版物，每年出版一期以上均可称为期刊。刊期主要有周刊、半月刊、月刊和季刊等。绝大多数学术期刊以刊期为基础，进一步划分为卷（volume），有的期刊一年内只有一卷，而有的期刊一年内会有若干卷。例如，《中国药学杂志》是由中国药学会主办，中国科学技术协会主管，国内外公开发行的综合性药学学术期刊；*Journal of Controlled Release*（《控制释放杂志》）是由 Elsevier（爱思唯尔）出版，发表与药物输送相关科研成果的药学学术期刊。报纸大家会比较熟悉，如《中国医药报》和《健康报》等。

3. 特种文献（special document） 是指除图书和连续出版物之外的文献类型，主要包括学位论文、会议论文、科技报告、政府出版物和专利等。下面简要介绍学位论文、会议论文和专利。

（1）学位论文（dissertation）：是本科生和研究生为取得学士、硕士或博士学位而撰写的论文，大多为研究性论文。绝大多数硕士或博士学位论文可在中国知网上进行检索；学士学位论文通常参考意义不大，且很难通过互联网获得。值得注意的是，硕士或博士学位论文多为研究生在某一领域长期研究成果的汇总，能够反映该领域的最新研究进展，往往具有较强的学术性和专业性，是非常重要的文献资源。

（2）会议论文（conference paper）：是指在各种专业性学术会议上发表的学术报告或摘要性论文。会议论文主要通过论文集、期刊增刊或特辑等形式予以刊载。会议论文往往代表某一领域内的最新研究成果，具有很强的前瞻性。

（3）专利（patent）：是包含已经申请或被确认为发现、发明、实用新型和工业品外观设计的研究、设计、开发和试验成果的有关资料，以及保护发明人、专利所有人及工业品外观设计和实用新型注册证书持有人权利的有关资料的已出版或未出版的文件（或其摘要）的总称。本书所指的专利文献主要包括发明专利、实用新型专利和外观设计专利。

第二节 计算机文献检索

计算机文献检索（机检）是与手工文献检索（手检）相对应的通过"人机对话"来实现文献检索的一种检索方式。检索者只需将检索标识输入计算机，然后计算机通过相应的软件按照预先设定的检索策略将输入的检索标识与数据库进行匹配，从而方便地获得检索结果。计算机文献检索是一种简单快捷的文献检索方式，可以从"海量"的文献中获得与检索标识相关的文献信息。

因此，计算机文献检索方式目前得到了最广泛的应用。

计算机文献检索需要满足三个基本条件：计算机、软件与数据库。计算机是首要条件，软件是工具，数据库则是核心。事实上，随着信息化时代的到来，软件和数据库已完全融合成一个整体的"知识平台"，使得文献检索、结果处理及分析更加方便和快捷。

下面针对计算机文献检索中广泛采用的知识平台进行简要的介绍。

一、文摘型检索工具

文摘型检索工具，顾名思义，即通常不提供文献的全文信息，只提供一段内容文摘（通常采用原文的摘要）。与药学文献检索相关的文摘型检索工具主要包括 Web of Science（可简称为WOS）、PubMed、SciFinder 等。其中，Web of Science 和 SciFinder 为收费的文摘型检索工具，需要所在机构购买后方可使用，而 PubMed 为免费的检索工具，所有读者均可免费使用。

（一）Web of Science

Web of Science 是科睿唯安（Clarivate Analytics，原汤森路透知识产权与科技）开发的信息服务平台，可以提供全面的文献检索服务。Web of Science 采用引用索引的方式进行文献检索，有助于获得多学科的文献资源，尤其有助于对某个实验方法进行追本溯源，并了解其对当前科学研究的影响。Web of Science 涵盖了包含 80 000 余种专业书籍和 21 800 多种高影响力学术期刊，涉及自然科学、社会科学、艺术以及人文科学等领域。需要指出的是，Web of Science 收录的期刊是经过筛选后纳入数据库中的，并没有包含所有的期刊。

（二）PubMed

PubMed 是由美国国家生物技术信息中心（National Center for Biotechnology Information，NCBI）所开发的生物医药科学检索平台。NCBI 隶属于美国国家医学图书馆（National Library of Medicine，NLM），而 NLM 则是美国国立卫生研究院（National Institutes of Health，NIH）的一个分支。PubMed 涵盖了多个与生物技术和生物医药科学有关的数据库，并可以提供相关文献的文摘信息。例如，可以通过 PubMed 数据库检索近五年发表在 *Journal of Controlled Release* 上的与靶向药物输送（targeted drug delivery）相关的文献。输入检索标识后，可获得 141 条记录（图 1-2）。

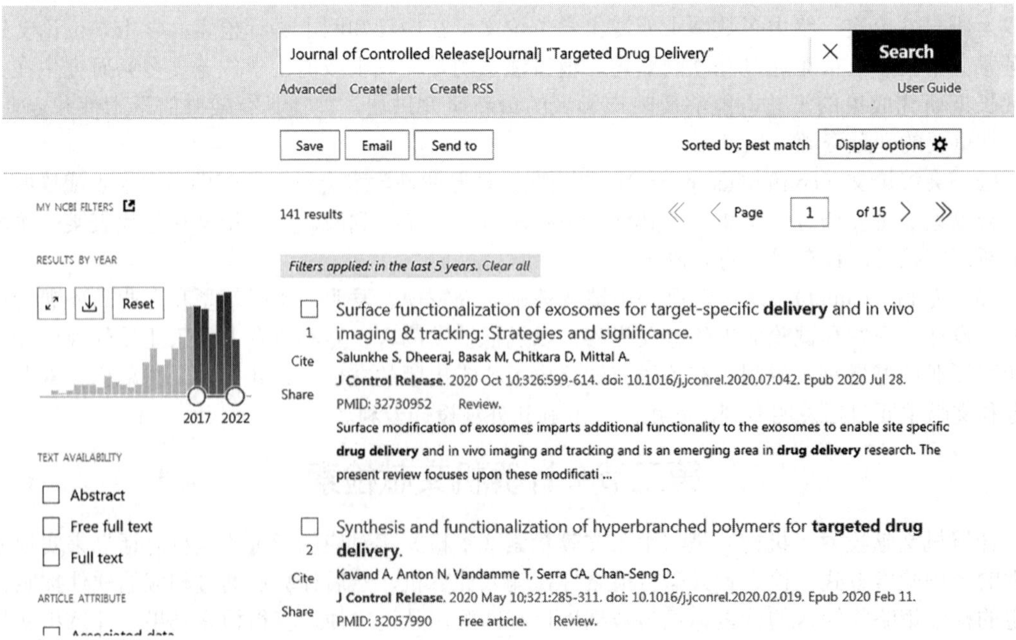

图 1-2　PubMed 检索结果示例（部分）

（三）SciFinder

SciFinder是由美国化学会（American Chemical Society，ACS）旗下的化学文摘服务社（Chemical Abstracts Service，CAS）自主研发的，是CAS出版的《化学文摘》（*Chemical Abstracts，CA*）的网络版，是世界上最重要的化学信息检索平台之一。CA创刊于1907年，1995年CAS推出了SciFinder联机检索数据库，2009年推出了SciFinder Web这种基于网页形式的一站式数据库检索平台。经过多年的发展与整合，SciFinder综合了全球200多个国家和地区60多种语言的1万多种期刊，内容丰富全面。使用者能通过主题、分子式、结构式和反应式等多种方式进行检索。

二、全文数据库

全文数据库包括外文（主要为英文）全文数据库和中文全文数据库。中文全文数据库包括中国知网（China National Knowledge Infrastructure，CNKI）、万方数据知识服务平台与维普中文期刊服务平台等。英文全文数据库包括美国化学会ACS、英国皇家化学会（the Royal Society of Chemistry，RSC）、爱思唯尔（Elsevier）、威利（Wiley）、施普林格·自然（Springer Nature）、美国科学促进会（American Association for the Advancement of Science，AAAS）等。

顾名思义，通过全文数据库，读者即可以获取文献的全文信息。全文信息的获取一般需要付费。当然，开放获取文献例外。目前，很多全文数据库都拥有开放获取期刊，例如，RSC旗下的 *Chemical Science*（《化学科学》），Elsevier旗下的 *Cell Reports*（《细胞报告》），Springer Nature旗下的 *Nature Communications*，以及AAAS旗下的 *Science Advances*（《科学·进展》）等。开放获取文献读者可以免费获取。下面将对4个全文数据库进行简要的介绍，包括CNKI数据库、ACS数据库、自然出版集团（Nature Publishing Group，NPG）Nature数据库和AAAS数据库。

（一）CNKI数据库

CNKI是由清华大学和同方股份有限公司于1999年6月发起，是以实现全社会知识资源传播共享与增值利用为目标的知识信息资源、知识传播与数字化学习平台。该平台的核心资源主要包括《中国学术期刊（网络版）》《中国博士学位论文全文数据库》《中国优秀硕士学位论文全文数据库》《中国重要会议论文全文数据库》《中国标准数据库》《中国专利全文数据库》《中国引文数据库》等。

中国学术期刊（网络版）收录的文献按学科专业领域分为十大专辑：基础科学、工程科技Ⅰ、工程科技Ⅱ、农业科技、医药卫生科技、哲学与人文科学、社会科学Ⅰ、社会科学Ⅱ、信息科技、经济与管理科学。每个专辑下又分为若干专题，其中医药卫生科技专辑包括29个专题。

（二）ACS数据库

ACS成立于1876年。目前，它拥有来自化学、化学工程以及相关领域的163 000多名会员，就会员数量而言，它是世界上最大的科学研究社团。ACS数据库主要包含ACS Publications、CAS和美国化学会周刊《化学化工新闻》（*Chemical & Engineering News，C&EN*）等。ACS Publications提供近百种化学以及相关学科的期刊全文文献，例如《美国化学会志》（*Journal of the American Chemical Society，JACS*）。CAS是世界上最大的关于分子物质、反应以及相关内容的数据库。C&EN是一个新闻杂志，涵盖了全面的化学进展以及相关学科进展。

（三）Nature数据库

NPG成立于1999年，其总部位于英国伦敦，旗下有很多在学术界有重大影响的期刊。NPG于1869年开始发行 *Nature*（《自然》）杂志，现在已经拥有100多种期刊，其中最具代表性的杂志是 *Nature* 及其一系列的子刊，包括 *Nature Biotechnology*（《自然·生物技术》）、*Nature Chemistry*（《自然·化学》）、*Nature Methods*（《自然·方法学》）和 *Nature Medicine*（《自然·医学》）等。2015年，NPG与Springer合并为Springer Nature。

（四）AAAS 数据库

AAAS 旗下目前有 6 本期刊，包括 *Science*（《科学》）、*Science Advances*、*Science Translational Medicine*（《科学·转化医学》）、*Science Signaling*（《科学·信号》）、*Science Immunology*（《科学·免疫学》）和 *Science Robotics*（《科学·机器人》）。其中 *Science* 最早，发行于 1880 年，是 AAAS 的旗舰期刊，也是世界上最具影响力的学术期刊之一。与 *Nature* 一样，*Science* 也是综合性学术期刊，涵盖了科学的各个方面。

三、电子图书

电子图书是一种新兴的图书形式，目前国内最常用的电子图书系统包括超星数字图书馆、方正 Apabi 数字图书馆和书生之家数字图书馆，其中超星数字图书馆是目前世界上最大的中文在线数字图书馆，图书内容涵盖了自然科学总论、经济学、医学等五十余大类。此外，还有众多的国外电子图书系统。美国国家学术出版社（National Academies Press，NAP）是由美国国家科学院创立，用于发表美国国家科学院、美国国家工程院以及美国国家医学院的报告。1993 年，NAP 成为第一个自我运行的出版商。2011 年 6 月，NAP 宣布其出版的所有 PDF 版图书对所有的读者免费开放，读者可以免费获取。

四、专利数据库

专利实际上是"专利权"的简称，是国家依照法律在一定时期内授予发明创造者或者其权利继承者独占使用其发明创造的权利。专利权是一种专有权，具有独占性。目前经常使用的专利数据库包括中华人民共和国国家知识产权局数据库、美国专利商标局数据库和欧洲专利局数据库。

第三节　文献检索语言

检索语言（retrieval language），又称检索标识，是文献检索中用来描述文献特征和表达检索提问的一种专门的人工语言，是信息检索系统存储与检索过程中共同使用的一种专用语言。

检索语言可分为规范化语言和非规范化语言。规范化语言是对文献检索用语的概念加以人工控制和规范，对同义词、近义词、多义词、相关词及缩略词等进行规范化处理，用一个词表达一个概念，如主题词。非规范化语言又称自然语言，是使用未经人工控制的词语或符号作为检索标识，如关键词。

按照表达文献的特征，检索语言可分为表达文献外部特征的检索语言和表达文献主题概念的检索语言。表达文献外部特征的检索语言包括书名、文章名、著者姓名、出版社名称以及号码（如专利号、文献序号）等。表达文献主题概念的检索语言包括两类：分类语言和主题语言。下面将对分类语言和主题语言进行具体的介绍。

一、分　类　语　言

分类语言是使用分类方法将文献所涉及的学科内容区分、归纳形成类目体系，然后以号码为基本字符，以代表类目的分类号作为文献标识的一类检索语言。其特点是揭示学科体系，按学科专业所属等级排列文献，通过分类体系（分类号）使同学科专业文献集中，提供从学科分类角度查找文献的检索途径。

常用的分类检索语言有《中国图书馆分类法》（简称《中图法》）、《中国科学院图书馆图书分类法》（简称《科图法》）、《美国国会图书馆图书分类法》（*Library of Congress Classification*，LCC）、《杜威十进分类法》（*Dewey Decimal Classification*，DDC）等。例如，根据《中国图书馆分类法》，《液相色谱-质谱联用技术在药物和毒物分析中的应用》（主编：向平、沈敏、卓先义）的分类号为 TQ460.7。T 代表工业技术类书籍，TQ 代表化学工业，TQ46 代表制药化学工业，TQ460 代表制药化学工业中的一般性问题，TQ460.7 代表制药化学工业中的产品检验及分析鉴定。所以，虽然从表面看分类号看似仅仅是一串字符，但是包含着文献的主题概念信息以及复杂的类目从属关系。

二、主题语言

主题语言是抽取自然语言中的词或词组来描述文献主要内容特征的语言，可分为规范化主题语言和非规范化主题语言。

（一）规范化主题语言

规范化主题语言是经过规范化处理后的检索语言，如标题词、元词与叙词。标题词来源于自然语言，是经过规范化处理后的词、词组或短语，用以描述文献的内容特征。一般地，基于标题词的检索方法，只能选用"定型"的标题词进行检索。标题词可以从标题词表当中获取。检索人在使用时，可根据标题词表中规定的标题词来查找，这与汉语词典的查询类似。由此可见，这种方法缺乏灵活性。元词是指从文献中抽取的能够描述文献所涉及主题的最小、最基本的、不可再分的词汇单位，又称单元词。叙词以概念组配为基本原理，并经过规范化处理，是表达主题的最小概念单元，又称主题词。由于叙词结合了多种检索语言的原理，适用于计算机和手工检索，是应用较广的一种语言。

（二）非规范化主题语言

非规范化主题语言，即自然语言，如关键词。非规范化主题语言由于没有限制，适应时代发展的需要，所以目前得到最广泛的应用。关键词是指出现在文献正文、摘要或标题当中，对于表达文献的主题内容具有实质性意义的关键词语。例如，要检索与"纳米材料用于靶向药物输送"相关的文献，"纳米材料"与"药物输送"可作为检索关键词，图 1-3 为利用 CNKI 进行关键词检索的示例。

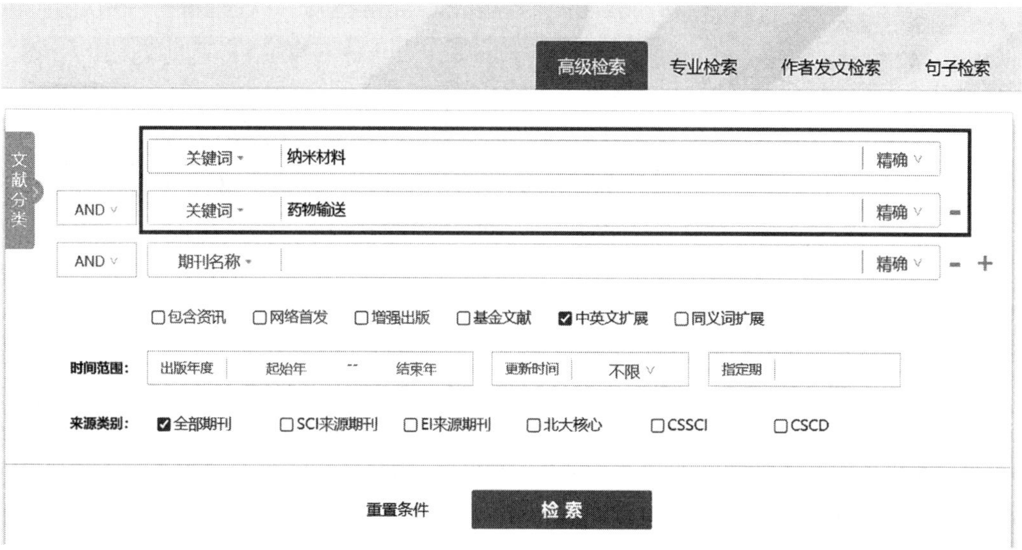

图 1-3 CNKI 关键词检索示例

在选择关键词时，需要考虑到以下几点。第一，同义词与近义词。有时候检索关键词与文献中的关键词可能会有表达方式不同的情况，但是表达的内容是一样的。例如，"靶向药物输送"与"定向药物输送"，"纳米材料"与"纳米颗粒"。第二，若为了保证查全率，关键词需要涵盖尽可能宽泛的内容。例如，"药物输送"要比"靶向药物输送"覆盖的范围更广。第三，若为了降低文献筛查的工作量和提高查准率，可以缩小关键词所包含的范围。例如，"磁性纳米材料"要比"纳米材料"更加明确。

　　图 1-4 以 CNKI 的检索界面为例，展示了文献检索经常使用的检索语言，这里既包括文献外部特征检索语言，又包括表达文献主题概念的分类语言和主题语言。进行文献检索时，可以使用一种检索语言，也可以将不同的检索语言进行组合使用。例如，可以同时使用表达文献外部特征的检索语言（如作者）和主题语言（如关键词）。多数情况下，多个检索词需要组合使用，而组合的方式一般有三种，"并含"（AND）、"或含"（OR）和"不含"（NOT），称为布尔逻辑关系。例如，以"纳米材料"和"药物输送"为关键词进行检索，"纳米材料"并含"药物输送"要求文献要同时包含这两个关键词；"纳米材料"或含"药物输送"要求文献至少包含两个关键词中的一个；"纳米材料"不含"药物输送"要求文献包含"纳米材料"，但不包含"药物输送"。

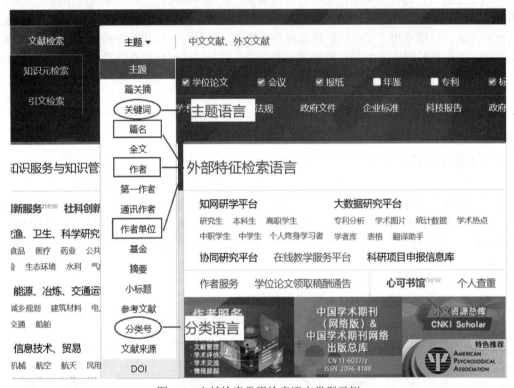

图 1-4　文献检索常用检索语言类型示例

　　一般地，每种检索工具和数据库都支持采用不同的检索语言进行文献检索，而且也支持采用"并含"、"或含"和"不含"三种逻辑方式进行不同检索标识的组合检索。此外，还可以通过"发表时间"、"支持基金"等对检索内容进行进一步限定，以提高查准率。

　　在本章最后，简要介绍一下如果想检索某一研究领域的文献，可以采用的几种基本检索思路。第一种是常用法，即利用检索工具和数据库，按照时间顺序由旧到新逐年查找（顺查法），或者按照逆时间顺序进行查找（倒查法），或者从学科迅猛发展的某个时间点开始检索文献，然后再进行前后逐年检索（抽查法）。这种常用的检索思路可以获得比较全面的文献，但往往耗时较长。第二种思路为追溯法，即从阅读文献所附的参考文献开始进行追溯查找的方法。此思路比较快捷，但是所获得文献的全面性与代表性取决于起始文献，往往具有一定的片面性。建议从最新的某一领域权威期刊上的综述文章开始进行追溯查找。例如，可从 *Chemical Reviews*（《化学评论》）或 *Chemical Society Reviews*（《化学会评论》）发表的权威综述开始追溯查找相关文献。第三种思路是将常用法和追溯法结合使用，即依靠检索工具和文献所附的参考文献进行综合文献检索。在实际工作中，要针对具体情况，灵活运用不同的检索思路或者结合使用不同的检索思路，会取得更好的效果。

案例 1-1

流行性感冒病毒（流感病毒）分为甲、乙、丙三种类型，其中甲型流感病毒最容易发生变异，流感的大流行就是甲型流感病毒出现新的亚型或旧的亚型重现所引起的。流感的特点是经常性的、不可预测的局部流行甚至罕见的全球大流行。自 1889 年以来已出现几次由甲型流感病毒抗原变异导致的全球大流行。据记载，1918～1920 年的大流行始于美国东部，随后在法国军队中广泛流行，并迅速蔓延至全球，此次流行造成的死亡人数估计约 2000 万。某同学欲检索甲型流感疫苗研制相关的文献。关键词选择：①中文：甲型流感病毒、疫苗；②英文：Influenza A virus、Vaccine。数据库选择：①中文：CNKI、万方数据知识服务平台、维普中文期刊服务平台；②外文：Web of Science、PubMed。

问题：

1. 分析课题的检索方法。

2. 如何提高文献检索的查全率？

本 章 小 结

文献检索具有非常重要的意义。本章首先从文献的概念切入，介绍了文献的基本特征和分类；进而从基于互联网的计算机文献检索出发，介绍了常用的文摘型检索工具、全文数据库、电子图书以及专利数据库；在本章最后，介绍了常用的文献检索语言和文献检索思路。

思 考 题

1. 文献的三个特征是什么？

2. 请查找一篇与"药物输送"（drug delivery）相关的发表在期刊 *Journal of Controlled Release* 上的文献，并概括其主要内容（100 字以内）。

3. 请列举三种与药学相关的期刊，这三种期刊需来自三个不同的全文数据库，并从期刊的网站中获得其简介（中英文不限）。

4. 以"纳米材料"并含"药物输送"为关键词，通过 CNKI 数据库进行文献检索，并将检索结果的首页进行截屏。

5. 文献检索时，可采用哪些方法提高文献的查准率和查全率？

（河北大学 乔晓强 哈尔滨医科大学大庆校区 闫静怡）

PPT 课件

第二章　文摘型检索工具

学习要求

1. 掌握 Web of Science、PubMed 和 SciFinder 的检索方法。

2. 熟悉 Web of Science、PubMed 和 SciFinder 检索结果的分析处理方法。

3. 了解文摘型检索工具 Web of Science、PubMed 和 SciFinder 的主要特征。

案例 2-1

老药新用是指将已经上市，或正在进行临床前或临床试验的药物用于治疗一些不同于原适应证的疾患。也有部分药物在原使用过程中出现严重不良反应或者导致一些新的疾病而弃用，但随着研究的深入发现该药物又可用于治疗新的疾病，沙利度胺（thalidomide）是其中比较典型的代表药物。20 世纪 50 年代末，德国格兰泰制药公司生产该药并将其用于抑制妊娠呕吐。在该药应用几年后，世界上畸形新生儿比例高于以往，这些畸形婴儿形似海豹，被称为"海豹婴"。1961 年，有研究发现是沙利度胺的使用导致"海豹婴"的出现。沙利度胺是一种手性化合物，其右旋异构体具有镇静功能，而其左旋异构体及其代谢物具有极强的胎儿致畸作用，是产生"海豹婴"的罪魁祸首。1962 年，该药物被禁止用于孕妇。1965 年，对一名患有麻风结节性红斑（erythema nodosum leprosum，ENL）患者使用沙利度胺的右旋异构体，意外发现该患者在使用该药物后，红斑样皮疹显著减少，且发热、肌肉和关节痛得到缓解。1998 年，美国食品药品监督管理局批准沙利度胺作为 ENL 的治疗药物。随后，更多研究发现沙利度胺可能作为麻风病（leprosy）、艾滋病（AIDS）、克罗恩病（Crohn disease）等疾病的治疗药物。

问题：

1. 通过检索工具查找 1960～1965 年在医学期刊 *Lancet*（《柳叶刀》）上发表的关于沙利度胺导致胎儿致畸的相关文献。

2. 通过检索工具查找沙利度胺在治疗麻风病、艾滋病、克罗恩病等疾病的相关文献，并做检索结果分析。

3. 通过 Web of Science 中的化学结构途径，查找沙利度胺合成方法的相关文献。

文摘型检索工具与全文数据库不同，它只提供文献的题目、作者、摘要等二次文献信息，而不提供文献的全文信息。其最大的特点在于，文摘型检索工具可提供跨库检索功能，检索人可在同一检索平台上，实现在多个不同数据库基础上的跨库检索。因此，文摘型检索工具的检索结果更具全面性，可从宏观上反映某一学科或某一领域的学术进展情况。目前常用的文摘型检索工具很多，本章重点介绍 Web of Science、PubMed 和 SciFinder。其中，Web of Science 和 SciFinder 是收费型检索工具，需通过所在机构购买后方可使用，而 PubMed 是免费的检索工具，可供使用者免费使用。

第一节　Web of Science

一、Web of Science 简介

Web of Science 是美国科学情报研究所（Institute for Scientific Information，ISI）提供的平台，目前属于科睿唯安。该平台以 Web of Science 核心合集为核心，其内容涵盖了自然科学、社会科学、艺术和人文科学，以及科技应用等多个方面。Web of Science 是覆盖多学科的综合性学术信息资源库，其主界面如图 2-1 所示。

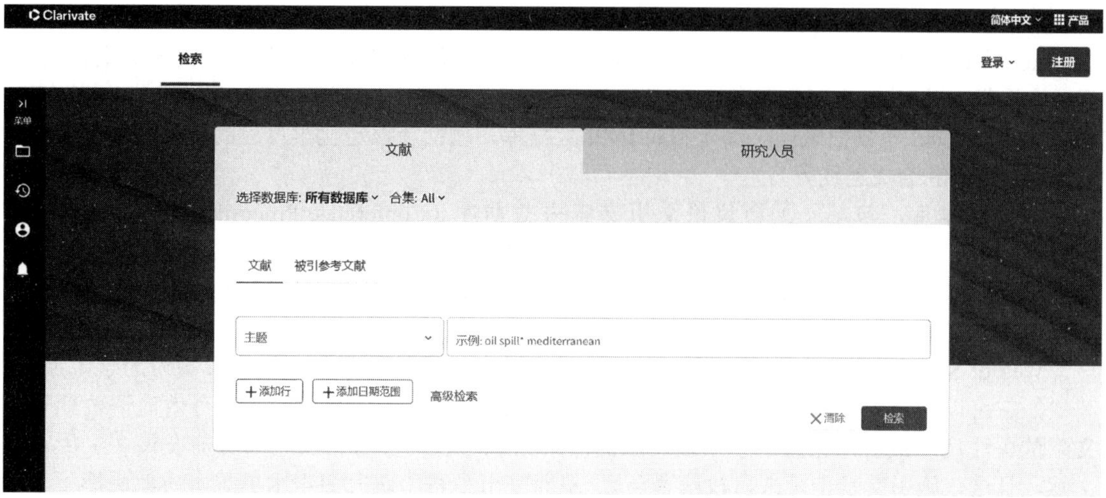

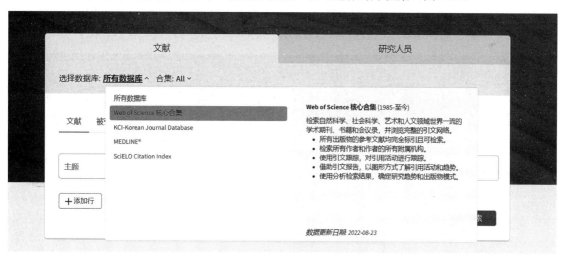

图 2-1　Web of Science 主界面

Web of Science 包含了一系列数据库，其中比较重要的数据库，包括 Web of Science 核心合集（提供 1900 年至今，自然科学、社会科学、艺术和人文等领域世界一流的学术期刊、书籍和会议记录）、由韩国国家研究基金会（National Research Foundation of Korea）管理的 KCI-Korean Journal Database（提供 1980 年至今，在韩国出版的学术文献的题录信息）、由 NLM 创建的 MEDLINE（提供 1950 年至今，世界上主要的生命科学数据库的文献）、SciELO Citation Index（提供 2002 年至今，由拉丁美洲、葡萄牙、西班牙及南非在自然科学、社会科学、艺术和人文领域主要开放获取期刊中发表的学术文献）等。根据检索人所在机构对于 Web of Science 的订购情况不同而不同。在检索时，既可以选择单一数据库检索，也可进行跨库检索（图 2-2）。

图 2-2　Web of Science 数据库

二、Web of Science 核心合集简介

Web of Science 核心合集数据库收录了 18 000 多种世界权威的、高影响力的学术期刊，内容涵盖自然科学、工程技术、生物医学、社会科学、艺术与人文等领域，最早可回溯至 1900 年。

Web of Science 核心合集的核心数据库是三大引文索引数据库，包括：①科学引文索引（Science Citation Index Expanded，SCI-E）（1900 年至今）。②社会科学引文索引（Social Science Citation Index，SSCI）（1900 年至今）。③艺术与人文索引（Arts & Humanities Citation Index，A&HCI）（1975 年至今）。

此外，Web of Science 核心合集还包括两个化学专业数据库：①化合物索引数据库（Index Chemicus，IC）（1993 年至今），包括新发现化学物质的事实性数据（如化学结构式、生物活性、合成方法等）。②化学反应数据库（Current Chemical Reactions，CCR-EXPANDED）（1840 年至今），其中 1840～1985 年数据来自法国专利局 INPI 数据库，包括新报道化学反应的事实性数据（如反应条件、产率和合成路线等）。

其他数据库，包括：①会议论文引文索引数据库（Conference Proceedings Citation Index，CPCI）（1990 年至今），收录全球超过 22 万种国际会议的会议文献，涵盖了 250 多个学科领域，超过 7000 万篇会议论文。②图书引文索引（Book Citation Index，BkCI）（2005 年至今），收录了超过 50 000 种图书，共 100 余万条记录。

Web of Science 核心合集最有价值之处首先在于它收录的是国际上最具影响力的学术期刊；其次，它可以对某个学术期刊的引用量和单篇文献的引用次数进行统计，可有效地评价期刊和文献的关注度；最后，它揭示了某篇文献的思维来源（它的参考文献）和可能发展（引用它的文献，且这些施引文献也是来自权威期刊），从而突出了科学研究的学术思想本质，厘清了学术研究的脉络关系，对于检索人寻找和精读本领域最有价值的文献，以及借鉴他人的科学思路具有重要意义。

三、检 索 方 法

Web of Science 提供了基本检索、高级检索、被引参考文献检索、化学结构检索和研究人员检索等多种检索方式。

（一）基本检索

Web of Science 基本检索界面如图 2-3 所示，其基本检索提供了多字段逻辑组合和一系列检索范围限定功能，如果检索标识超过两个可以通过点击"+添加行"增加一个字段。首先输入一个或多个检索标识，确定每个检索标识的检索范围（字段），字段可选项包括主题、标题、作者、作者识别号、编者、团体作者、出版物名称、DOI、出版年、地址等。如果有多个检索字段则可以

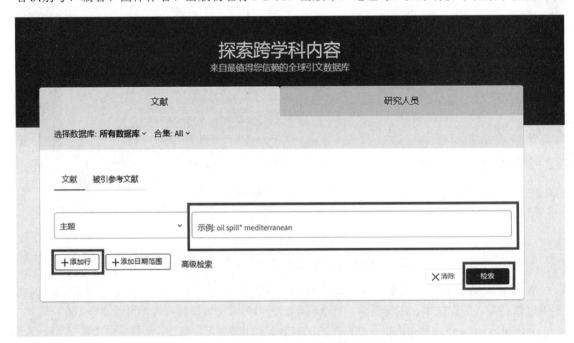

图 2-3　Web of Science 基本检索界面

设定检索标识的布尔逻辑关系（AND、OR 或 NOT），即多字段逻辑组合。信息输入或选择完毕，最后点击"检索"按钮即可。

检索标识说明如下：①所有检索标识必须为英文且所有标记符号均是英文半角，一般情况下，英文检索标识采用大小写，其检索结果没有区别；②如果要精确匹配某个短语，应将其放置在引号（""）内；③允许使用通配符，其中"*"代表零或多个字母，"*"使用广泛，因其可以有效解决英文后缀变化的问题，通常用于词尾，另外"$"代表零或一个字符，"?"代表一个字符，这两者常用于检索标识中；④用"SAME"算符连接的检索词必须在同一句话内，以增强前后两个检索词的关系，但检索词前后顺序不限；⑤"NEAR"算符，代表所连接的两个检索词之间的词数小于等于 N，默认值是 15。

检索限定选项包括：①检索时间限定。设定要检索的时间范围，缺省设定是所有年份（所有年份的时间跨度与检索人所在机构购买的权限有关，最高权限是自 1900 年起至最新）。②数据库限定。可在各大数据库中选择一个或多个数据库（具体有多少数据库仍然与检索人所在机构购买权限有关），其中最重要的是 SCI-E。③检索结果设定。可设定检索结果每页显示的记录数目及排序方式，以及选择界面语言等。

以 microplastics 为例进行基本检索，检索式：主题=（microplastics），检索结果如图 2-4 所示。

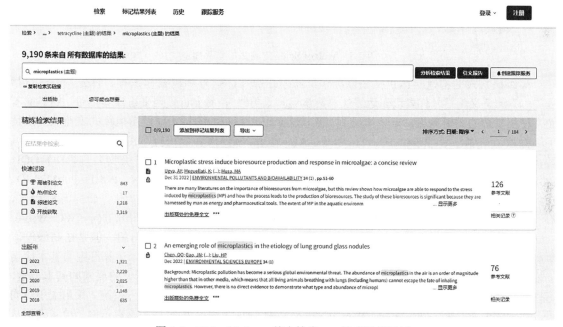

图 2-4　Web of Science 基本检索——检索结果示例

（二）高级检索

Web of Science 高级检索提供了一种非常精细的方式，以高效获取与研究课题相关的文献。初学者可以使用基本检索功能，深入学习后应掌握高级检索的检索方式及其技巧。Web of Science 高级检索界面如图 2-5 所示，高级检索与基本检索的最大区别在于高级检索的检索式完全是由人工输入的，其缺点在于初学较困难，但优点是赋予检索人最大的参数调节空间，是笔者优先推荐的检索方式。

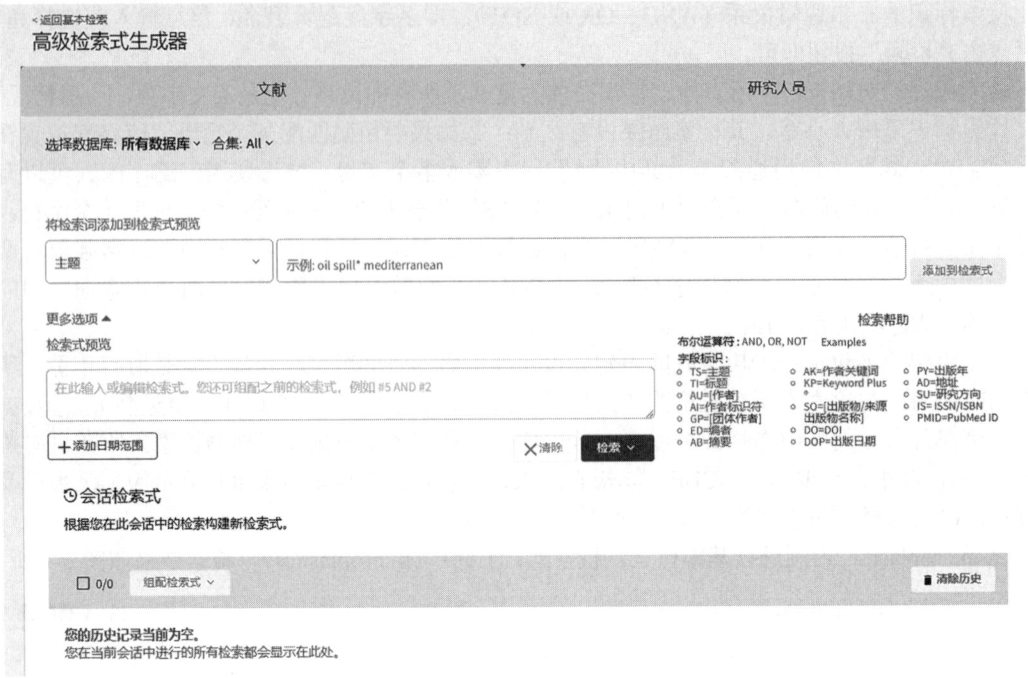

图 2-5　Web of Science 高级检索界面

高级检索式的构建具体包括字段标识、布尔运算符、括号和检索标识等。首先，需注意括号"（）"的意义，括号代表优先运算（与数学运算式类似），并允许使用多重嵌套括号，这意味着允许使用复杂的逻辑运算，充分体现了文献检索就是一系列检索标识间逻辑运算的本质。其次是字段标识，具体包括：TS=主题、TI=标题、AU=作者、AI=作者标识符、GP=团体作者、ED=编者、AB=摘要、AK=作者关键词、KP=关键词扩展、SO=出版物/来源 出版物名称、DO=DOI、DOP=出版日期、PY=出版年、AD=地址、SU=研究方向、IS=ISSN/ISBN、PMID=PubMed ID、OG=机构扩展、OO=机构、SG=下属机构、SA=街道地址、CI=城市、PS=省/州、CU=国家/地区、ZP=邮政编码、FO=基金资助机构、FG=授权号、FT=基金资助信息、SU=研究方向、WC=Web of Science 核心集合、UT=入藏号等。上述字段标识在基本检索中是直接给出的，但是在高级检索中必须由检索人自行输入，这便是初学者感到困难的最主要原因。至于布尔运算符则与基本检索一样，包括"AND""OR""NOT""SAME""NEAR"。高级检索中检索标识的要求同基本检索，可以使用通配符和词组（需加双引号）。与基本检索类似，检索标识（包括标识符）采用大小写均可，检索结果无显著区别。此外，Web of Science 提供了高级检索的教程和检索示例，检索人可从其高级检索界面中的"检索帮助"（图 2-6）入口方便地获取。

高级检索举例如下。

1. 检索在 2000～2022 年主题为微塑料（microplastics）分析方法的文献：其高级检索的检索式可以为"TS=(microplastics) and TS=(analysis) and PY=(2000-2022)"，将检索式输入检索框，点击"检索"按钮，得到检索结果，如图 2-7 所示。

2. 检索 2000～2022 年主题为微塑料（microplastics）在 *Nature* 或 *Science* 发表的文献：其高级检索的检索式可以为"TS=(microplastics) and SO=("Nature" or "Science") and PY=(2000-2022)"，同样可以将其按照前述方法进行检索。

3. 如果想要获取第一次和第二次检索记录集的交集或并集，可以在"会话检索式"的"组配检索式"中选择"OR"或"AND"。如选择两者的交集，其结果如图 2-8 所示。"3"的检索式为"#2 and #1"，其检索结果为 6 篇文献，点击"6"可得到相关文献。之后连接图标表示可复制该检索式，笔图标表示编辑该检索式，铃图标表示创建跟踪服务。

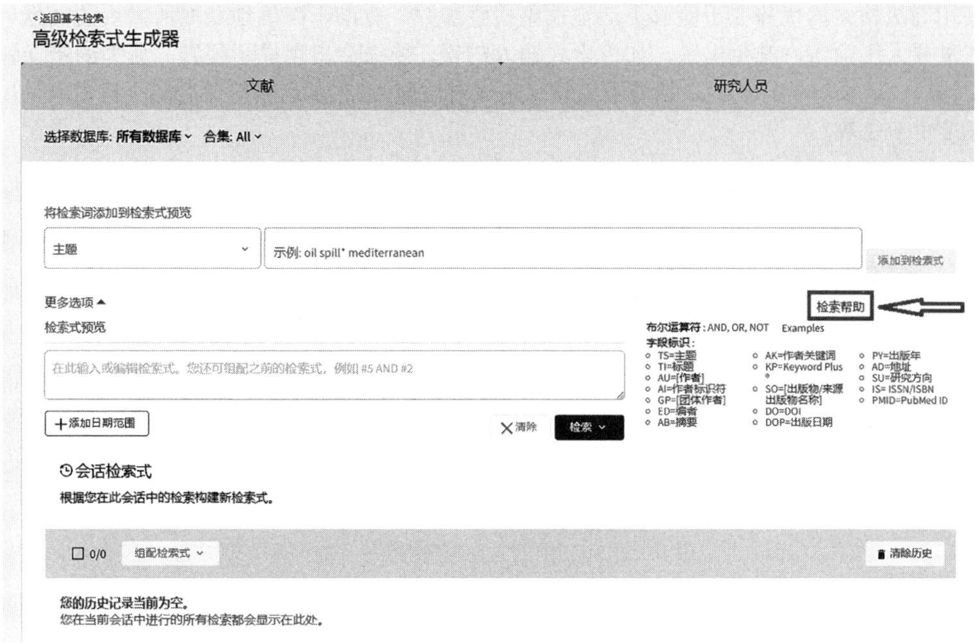

图 2-6　Web of Science 高级检索——检索帮助

图 2-7　Web of Science 高级检索——检索结果

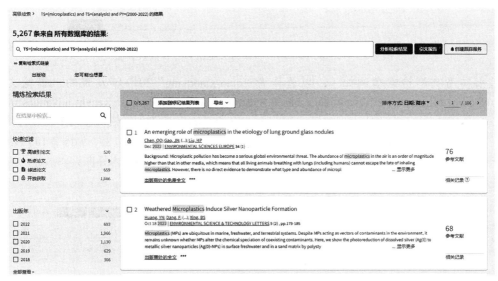

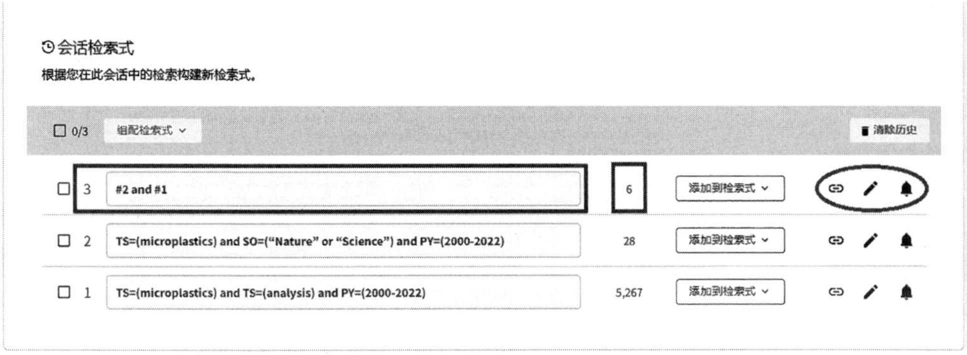

图 2-8　Web of Science 高级检索——检索结果的组配检索

使用高级检索的优势在于能够灵活地调整检索参数，有助于准确地获取所需要的文献。由于检索式需要人工输入，难免出错。如检索式输入错误，系统会出现提示警告。典型的错误包括字段标识错误、缺少等于号（=）、括号不完整（未成对出现）、布尔运算符前后缺少检索词，以及检索词长度小于 3 等。

（三）被引参考文献检索

被引参考文献检索是用于了解某一作者、某篇文献或某种期刊在某个时段里被引用情况的检索方式，其检索界面如图 2-9 所示。

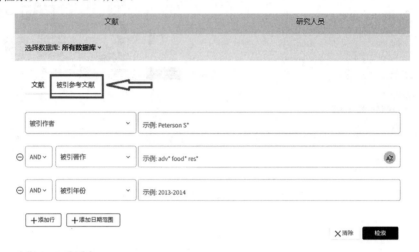

图 2-9　Web of Science 被引参考文献检索——检索界面

被引参考文献检索举例如下：以著作者"qiao xiaoqiang"2017 年发表的一篇论文（题目：Polyhedral oligomeric silsesquioxane-based hybrid monolithic columns: Recent advances in their preparation and their applications in capillary liquid chromatography）为例，依次输入作者姓名和论文题目，然后根据检索结果选中所需检索论文（可多选），即可获得最终结果。如图 2-10 所示，结果表明该论文截止检索日被引用了 34 次，施引文献的详细记录见检索结果界面。

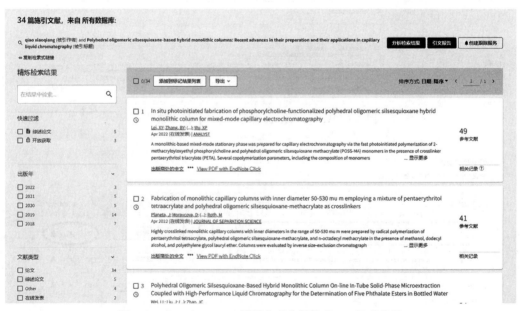

图 2-10　Web of Science 被引参考文献检索——检索结果

（四）化学结构检索

为了满足检索人对于化学反应综述和详尽实验细节的需求，Web of Science 提供了化学结构检索。在 Web of Science 主界面将"选择数据库"设置为"Web of Science 核心合集"，选择"化学结构"检索，将出现如图 2-11 所示界面。在"化学结构"处可绘制或输入化学结构图。在"化合物名称"处，可选择"化合物数据"（Compound Data）或者"反应数据"（Reaction Data）中的参数，输入任何所需的数据，然后点击"检索"按钮进行检索。

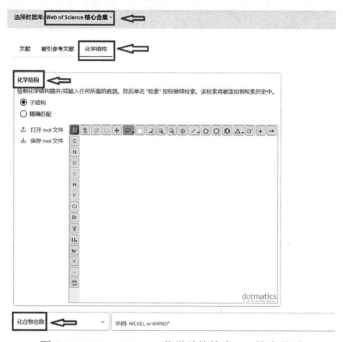

图 2-11　Web of Science 化学结构检索——检索界面

化学结构检索举例如下：在"化学结构"处绘制类似四环素结构的物质，进行检索，其结果如图 2-12 所示。

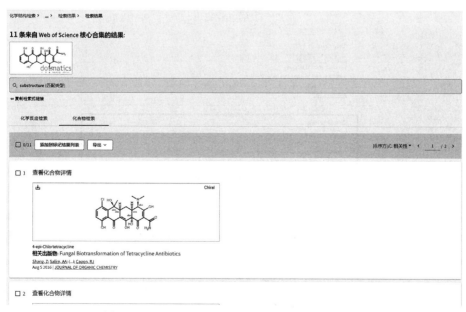

图 2-12　Web of Science 化学结构检索——检索结果

（五）研究人员检索

研究人员检索界面如图 2-13 所示。首先输入姓氏的全称，以及名字的全称和中间名首字母；点击"检索"，即得到检索结果。检索结果还可进一步进行精炼。其精炼范围包括"作者姓名""组织""学科类别""国家/地区"等。为避免同名同姓或相同的拼写形式，进一步精炼"作者姓名""组织""国家/地区"对于确定唯一作者是非常重要的。至于"学科类别"，则只是一种可能性。

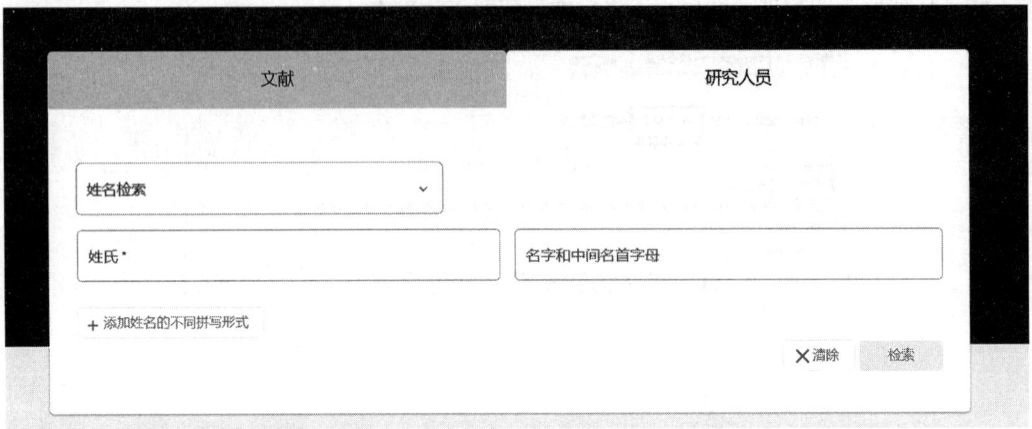

图 2-13　Web of Science 研究人员检索——检索界面

研究人员检索举例如下：使用作者姓"QIAO"、名字首字母"XQ"，其检索结果如图 2-14 所示，共检索到 5 条人员相关记录，可对检索到的结果进一步进行甄别。其精炼范围包含"作者姓名""组织""学科类别""国家/地区"等。若需要精炼"作者姓名"为 QIAO Xiaoqiang、"组织"为 Hebei University Coll Pharmaceut Sci，即选择第二条记录。其结果如图 2-15 所示，该界面包括该研究人员相关信息和发表的文献信息，应注意检索结果同时包括第一作者和非第一作者的所有记录。

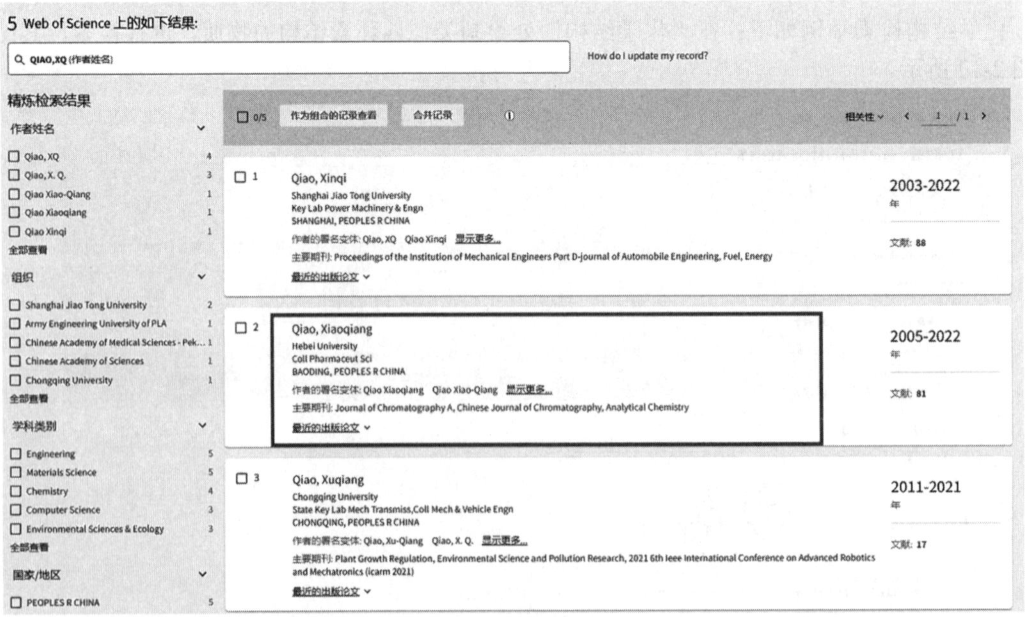

图 2-14　Web of Science 研究人员检索——检索结果（1）

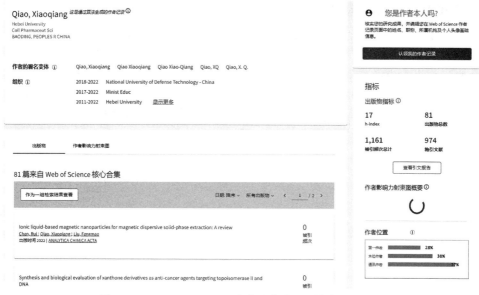

图 2-15　Web of Science 研究人员检索——检索结果（2）

四、检索结果分析处理

文献检索只是 Web of Science 的基本功能。Web of Science 的重要突破在于能够对文献和期刊进行有效评价，从而使检索人能够在尽可能短的时间内，阅读本领域最权威、最重要和最有代表性的文献，或者找到本领域最重要的研究者和机构，或者获得本领域的发展趋势和方向，上述功能的实现都有赖于 Web of Science 对检索结果的分析处理功能。

下述分析处理方式基于检索式"TI=graphene and TS=(preparat* or synthe*)"，以"石墨烯的合成"检索为例。检索式说明如下："preparation"（制备）和"synthesis"（合成）两个词在学术论文中通常可以互相替代，因此必须同时使用，否则会漏检；使用"TI=graphene"而不是"TS=graphene"是为了提高检索的相关度，减少论文阅读量。执行的检索结果如图 2-16 所示，共有 42 777 条检索结果（Web of Science 核心合集），通过翻页按钮，可以依次浏览所有记录的信息。

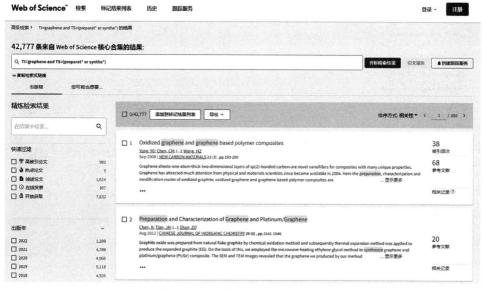

图 2-16　石墨烯合成的检索结果

（一）单篇文献全记录界面信息分析

首先点击其中一条检索结果的标题，即可打开该文献的全记录界面，这里以 2008 年发表在期刊 *New Carbon Materials*（《新型碳材料》）中关于石墨烯的文献为例，其标题为 "Oxidized graphene and graphene based polymer composites"。如图 2-17 所示，记录页的主要内容包括文献的标题、作者、来源信息（对期刊来说主要是期刊名、年、卷、期、页码等）、被引用次数、引用的参考文献数、论文摘要、类型、关键词、撰写语言、通讯作者地址、基金信息、出版商信息、学科分类等。这里进一步关注该文献的"引用"、"被引用"情况。

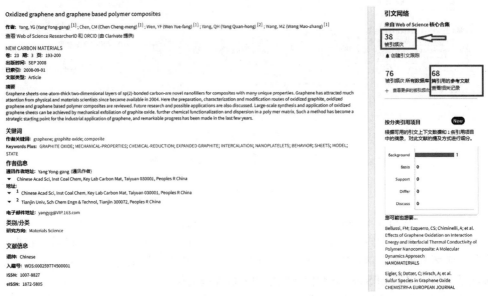

图 2-17　单篇文献全记录界面

1. 引用的参考文献　点击"篇引用的参考文献"上方的数字，从而打开该论文引用的参考文献界面，共 68 篇，如图 2-18 所示。这些文献即是与该研究工作密切相关的前人工作，读者可从中发现该文的思想起源、与该文的猜想或实验结果相一致的文献，以及与该文结果相异的用来对比的文献等。该列表在该论文的参考文献部分也可以找到，只是这里的信息更加完整。

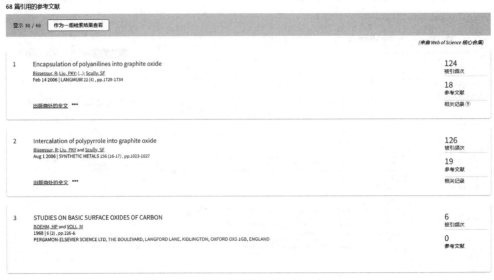

图 2-18　论文引用的参考文献（部分）

2. 施引文献　点击"被引频次"上方的数字，打开引用该论文的施引文献列表，如图2-19所示，共34条施引文献。这正是"引文系统"的核心功能，能够揭示某项研究工作后续是否被关注和进一步的发展。这一功能的意义在于，除了能够有效地对某项研究工作的重要性和原创性进行评价外，还可以让使用本系统的检索人能够了解到某一研究是否被发展、拓展或在另一个学科领域被加以创新。此外，需要注意的是，上述引用次数只统计在 Web of Science 中的文献对该论文的引用情况，实际被引用的次数会更多。但 Web of Science 收录的文献为 SCI 论文，其引用价值较高。

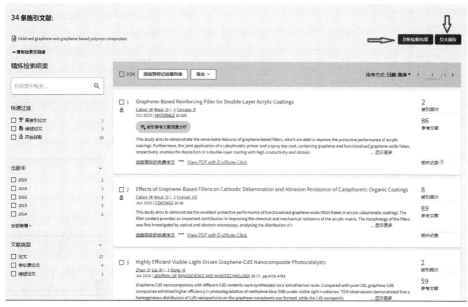

图 2-19　该论文的施引文献（部分）

在该论文的施引文献界面右上方有"分析检索结果"按钮，点击后，如图2-20所示，为34条施引文献的检索分析。"分析检索结果"界面可以选择想要分析的类型，例如：出版年、文献类型、Web of Science 类别、作者、所属机构、出版物标题、出版商、基金资助机构、授权号、开放

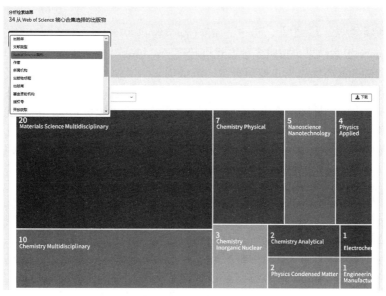

图 2-20　施引文献的分析检索结果

获取、社论声明、编者、团体作者、研究方向、国家/地区、语种和会议名称等，可根据需要进行
选择，对检索结果进行分析。

在该论文的施引文献界面右上方有"引文报告"按钮，点击后，如图 2-21 所示，为 34 条施
引文献的引文报告，在该报告中有该 34 条施引文献的"施引文献"、"被引频次"及"h-index"等
信息。之后还有该 34 条文献在检索年限范围内每一年总的被引频次和出版物数目，以及每一篇施
引文献在每一年中的被引情况。

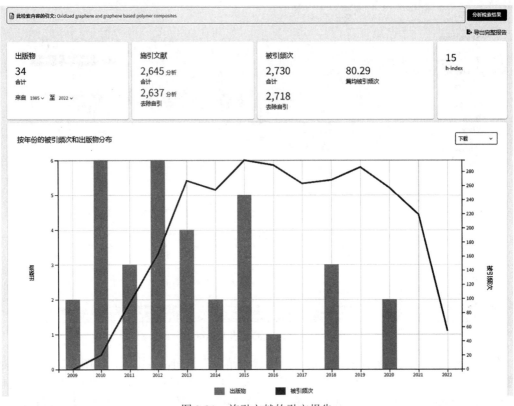

图 2-21　施引文献的引文报告

（二）检索结果显示

Web of Science 检索结果可按照多种方式进行排序，包括："相关性"、"日期：降序"、"日期：
升序"、"被引频次：最高优先"、"被引频次：最低优先"、"使用次数（所有时间）：最多优先"、
"使用次数（最近 180 天）：最多优先"、"第一作者姓名：升序"、"第一作者姓名：降序"、"出版
物标题：升序"、"出版物标题：降序"等。其中，"相关性"、"被引频次：最高优先"和"日期：
降序"使用较多。由于检索结果众多，不可能详细地对所有检索结果进行阅读，因此需要通过排
序以发现其中最相关的（相关性高）、最重要的（引用次数多）和最新的（按出版日期降序）部分
进行研究。

（三）检索结果输出

Web of Science 为检索人提供了多种结果输出方式。检索人首先需勾选所需文献，点击"导出"
按钮，如图 2-22 所示，有各种保存格式，检索人可选择适合自己的方式进行导出。点击"EndNote
Online"和"EndNote Desktop"可分别将所需输出文献导入到文献管理软件 EndNote 的在线版本
和桌面版本中，该功能与 EndNote 软件结合目前使用较多。"添加到我的 Publons 个人信息"为将
该文献添加到检索者的 Publons 账号中。"RefWorks"、"RIS"、"BibTeX"为将选择的文献分别导

入上述各种文献管理软件中。"纯文本文件"、"Excel"、"制表符分隔文件"、"可打印的 HTML 文件"分别为将选择的文献以上述文件形式导出。"电子邮件"为将选择的文献发送到检索人邮箱。"InCites"、"Fast 5000"为将选择的文献分别存储在上述系统中。

通过 Web of Science 检索后,文献原文的获取方式,如图 2-22 所示,若该文献序号下方有打开的小锁标识,说明该文献为开放文献,点击文献下方"出版商处的免费全文"链接,即可进入文献原文的网页界面进行下载。若该文献序号下方没有打开的小锁标识,说明该文献为可能需要购买后下载,点击文献下方"出版商处的全文"链接,即可进入文献原文的网页界面,根据检索者所在单位购买数据库,可进一步进行下载或者付费下载。

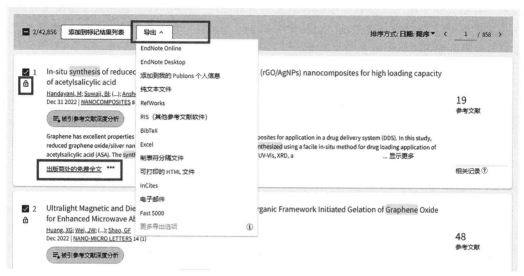

图 2-22　Web of Science 检索结果输出与原文获取

第二节　PubMed

案例 2-2

　　1985 年美国科学家率先提出人类基因组计划,该计划是由美国、法国、英国、德国和中国等国的科学家共同参与的揭示人类基因组密码的计划。通过该计划,将构成人体的 2.5 万个基因及其相应的 30 亿个碱基对的密码全部解开,并且绘制出人类基因组的图谱。目前,人类基因组计划的测序工作已经完成。随着该计划的完成,科学家深入研究发现,人类的基因序列中大概只有 3% 为真正编码序列,而基因序列与生命活动的执行者——蛋白质具有相关的对应关系。因此,以细胞内全部蛋白质及其活动方式为研究对象开展后基因组研究及蛋白质组学研究具有重要的意义。在基因组学和蛋白质组学研究中,以毛细管电泳、双向电泳、高效液相色谱法和生物质谱法等为代表的一大批分离分析技术,为科学家们解决各种组学难题提供了各种便利。

　　问题: 通过 PubMed 查找毛细管电泳、双向电泳、高效液相色谱法和生物质谱法等技术中的一种或几种在基因组学或者蛋白组学研究中的相关文献,并做检索结果分析。

一、PubMed 简介

　　PubMed 是由 NCBI 主导开发的基于互联网的生物医药科学检索平台。其主要文献内容包含了 70 多个国家和地区的 4000 多种生物医学类期刊的摘要、引用和索引术语。PubMed 除了包括美国国家医学图书馆 MEDLINE 的完整内容外,还包括了 PREMEDLINE 数据库。因此,PubMed 还包括一些被 MEDLINE 认为超出范围的文章和期刊。此外,通过 PubMed 检索还可以得到这些文献的引文信息，并且同时得到这些文献出版商的全文链接，部分出版商甚至通过 PubMed 提供免费的文献全文信息。

PubMed 文献的覆盖时间最早可追溯到 20 世纪 60 年代，被 MEDLINE 和 PREMEDLINE 收录的期刊的出版商会向 PubMed 提供最新发表文献的摘要，部分文献往往还没有正式出版。因此，检索者使用 PubMed 所提供的平台可以实时地掌握最前沿的科技进展，从而服务于研究人员的科研工作。

PubMed 除了可以提供文献的题录、摘要以及原文网页链接等特点外，其最为显著的特点在于可提供检索词的自动转换匹配功能。该项功能是 PubMed 对输入检索框中的检索标识进行智能化校对，并将其逐步地与其数据库中的各类术语进行匹配。PubMed 主要提供以美国国立医学图书馆主编的医学主题词表（Medical Subject Heading，MeSH）为核心词库的自动转换匹配功能，通过自动转换匹配可以确保检索结果的准确性和专指性。

二、PubMed 使用方法

使用者只需在 PubMed 主界面检索框中输入检索标识，单击"Search"按钮或按回车键，PubMed 系统进行搜索后，就会显示匹配的检索结果。PubMed 可根据使用者的需求提供多种检索方式，如词语检索、著作者检索、期刊名称检索和指定引文检索等。除了上述基本检索功能外，PubMed 还可根据检索人的需要构建高级检索。

（一）词语检索

词语检索是通过一个或者几个检索词，来检索所需文献的检索方式。因此，使用词语检索时要明确检索词，这里的检索词可以是所需要检索文献的关键词。例如，如果想检索抗生素检测方面的文献，可确定检索词为"antibiotic determination"。将该检索词输入检索框中检索即可，共得到 382 888 条检索结果，如图 2-23 所示。

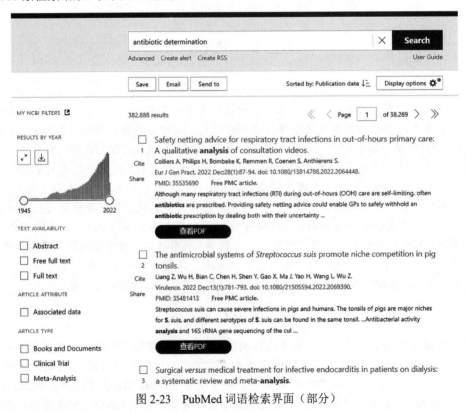

图 2-23　PubMed 词语检索界面（部分）

（二）著作者检索

当需要检索某著作者的文献时，可在检索框中键入作者的全名，也可以键入作者姓氏全称和名字的首字母，需特别注意的是中间不要加入标点符号，其格式为："作者姓 空格 名字首字母"，例如，检索作者为"Qiao Xiaoqiang"的文献，可以键入作者全名"Qiao Xiaoqiang"，也可以键入"Qiao X"，然后点击"Search"按钮，PubMed 系统可到著作者的相应字段进行自动检索。

如检索人仅知道作者的姓氏，而不知道其全名，可以使用"[au]"标签进行检索。例如，检索姓氏为"Brody"的作者的文献，可在检索框内键入"Brody [au]"，PubMed 系统会将检索内容自动识别为著作者，并在相应字段进行检索。

如检索人想检索著作者在某个特定领域的文献，例如，检索著作者 Bonnie W. Ramsey 在关于基因治疗囊性纤维病（gene therapy for cystic fibrosis）方面的文献，可将以上信息理解为三个关键词："Cystic Fibrosis"（囊性纤维病）、"Gene Therapy"（基因治疗）和"Ramsey BW"（著作者姓名），并将三个关键词一起输入检索框内，即"Cystic Fibrosis Gene Therapy Ramsey BW"，点击"Search"按钮即可得到检索结果。

（三）期刊名称检索

若需对某个特定期刊的文献进行检索，只需在检索框中键入期刊名全称、NLM 目录中推荐的简称或者 ISSN 号，系统将自动在期刊名称字段进行检索。例如，检索期刊 Molecular Biology of the Cell（《细胞分子生物学》）发表的文献，可以在检索框中直接键入"Molecular Biology of the Cell"、"Mol Biol Cell"或"1059-1524"，系统即可完成对期刊 Molecular Biology of the Cell 发表文献的检索。对于完整的索引条目检索，PubMed 推荐使用期刊名全称或者缩写进行检索，特别是对于早期的期刊可能存在没有 ISSN 号的情况，所以也推荐使用期刊名进行检索。

在使用期刊名检索时需注意以下几个方面：

（1）若检索的期刊名全称或者缩写中存在一些特殊的符号（如（、[、& 等），则在检索输入时不要输入这些特殊符号。例如，若检索期刊 ACS Applied Materials & Interfaces（《ACS 应用材料界面》）的文献，在检索框中输入"ACS Applied Materials Interfaces"即可。

（2）若检索人希望检索到的结果仅仅只限于某期刊发表的文献，可以使用"[ta]"的标签加以限定。例如，若检索 Nature Biotechnology 上发表的文献，如果直接输入字段"Nature Biotechnology"进行检索，其结果包括三方面：第一部分为在期刊 Nature Biotechnology 上发表的文献，第二部分为在所有地方出现 Nature 和 Biotechnology 的文献，第三部分为所有地方出现 Nature Biotechnology 的文献。若在检索框中键入"Nature Biotechnology [ta]"，则检索结果仅为在期刊 Nature Biotechnology 上发表的文献。

（3）PubMed 系统在检索时会自动匹配期刊名称中包含所检索字段的所有期刊文献，若想精确匹配所键入检索字段的期刊，则需要关闭这种自动匹配功能，这时将输入的期刊名称置于双引号中并且在其后加入 [ta] 标签即可。例如，若仅想检索期刊 Science 发表的文献，可在检索框中输入""Science" [ta]"即可。

（四）指定引文检索

PubMed 对于已知准确信息的文献，提供了引文匹配器功能以实现文献精确查找。打开 PubMed 主页（图 2-24），在界面中部下方有"Single Citation Matcher"按钮，可用于文献精确查找。

单击"Single Citation Matcher"链接，出现如图 2-25 所示界面，该界面为单篇引文匹配界面。在该界面中有"Journal"、"Date"、"Volume"、"Issue"、"First page"、"Author"、"Limit authors"、"Title words"等信息。检索人在"Journal"中键入期刊名（可以是全称也可以是缩写），在"Date"中键入该文献出版的时间，在"Volume"、"Issue"、"First page"中分别键入该文献出版的卷数、期数

和文献的首页码，在“Author”中键入著作者姓名，在其下方还可以限定该作者是第一作者还是最后一个作者，在“Title words”中键入待检索文献的标题或者标题中的某些关键词，点击“Search”按钮，即可完成检索。对于某些期刊其“First page”有可能只存在一篇文献，检索者可以根据其对文献的了解程度，只需键入“First page”或“Title words”信息即可查找到指定的文献。

Search
Advanced
PubMed® comprises more than 34 million citations for biomedical literature from MEDLINE, life science journals, and online books. Citations may include links to full text content from PubMed Central and publisher web sites.
Learn
About PubMed
FAQs & User Guide
Finding Full Text
Find
Advanced Search
Clinical Queries
Single Citation Matcher
Download
E-utilities API
FTP
Batch Citation Matcher
Explore
MeSH Database
Journals

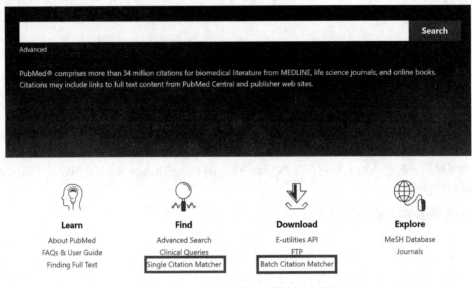

图 2-24　PubMed 主页——指定引文匹配

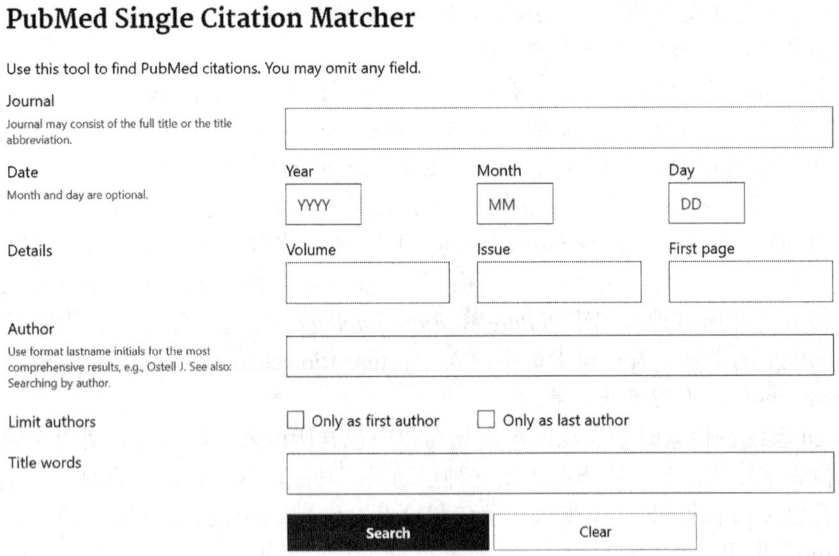

PubMed Single Citation Matcher
Use this tool to find PubMed citations. You may omit any field.
Journal
Journal may consist of the full title or the title abbreviation.
Date
Month and day are optional.
Year
YYYY
Month
MM
Day
DD
Details
Volume
Issue
First page
Author
Use format lastname initials for the most comprehensive results, e.g., Ostell J. See also: Searching by author.
Limit authors
Only as first author
Only as last author
Title words
Search
Clear

图 2-25　PubMed 单篇引文匹配界面

单篇引文匹配举例：检索 2022 年 Qiao Xiaoqiang 在期刊 *Analytica Chimica Acta*（《分析化学学报》）发表的一篇标题为“Ionic liquid-based magnetic nanoparticles for magnetic dispersive solid-phase extraction: A review”的文献，可以在单篇引文匹配主页上键入相关信息（图 2-26），点击“Search”按钮，即可得到检索结果（图 2-27）。在检索结果界面可查看文献标题、摘要、全文链接、相似文献等信息，检索人可根据自己的需要进一步获取相关信息。

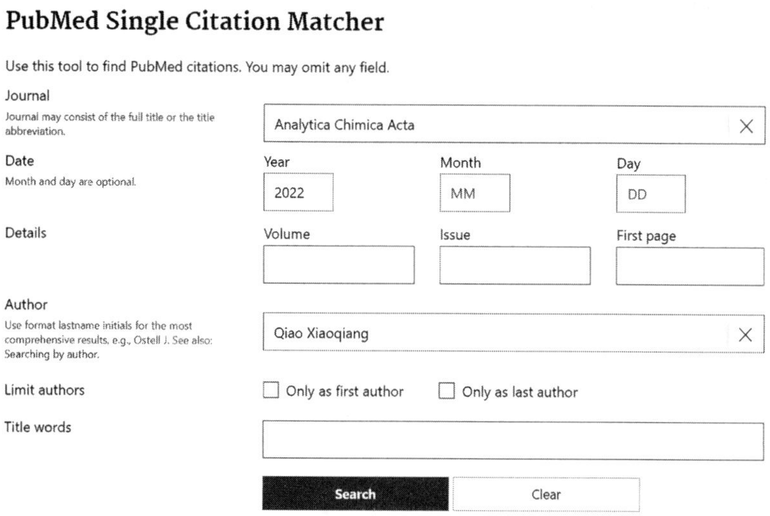

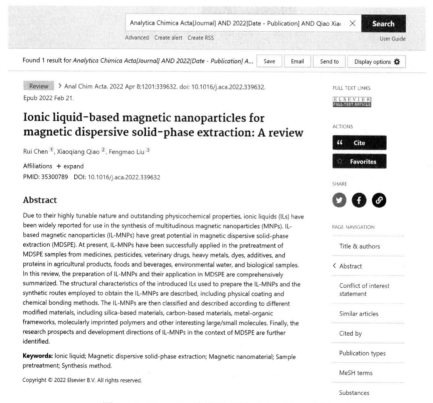

图 2-26　PubMed 单篇引文匹配——检索指定文献

图 2-27　PubMed 单篇引文匹配——检索结果

　　若检索人需要同时精确查找多篇文献，即可以使用 PubMed 提供的批量引文匹配功能。点击 PubMed 主页中"Batch Citation Matcher"链接，会出现如图 2-28 所示界面。检索者可在"Email"框中键入自己的 Email 地址，并上传所需检索文献的信息（按照 journal_title|year|volume|first_page|author_name|your_key| 的格式进行填写），点击"Search"按钮，系统即会将检索结果发送到检索人所指定的 Email 内。

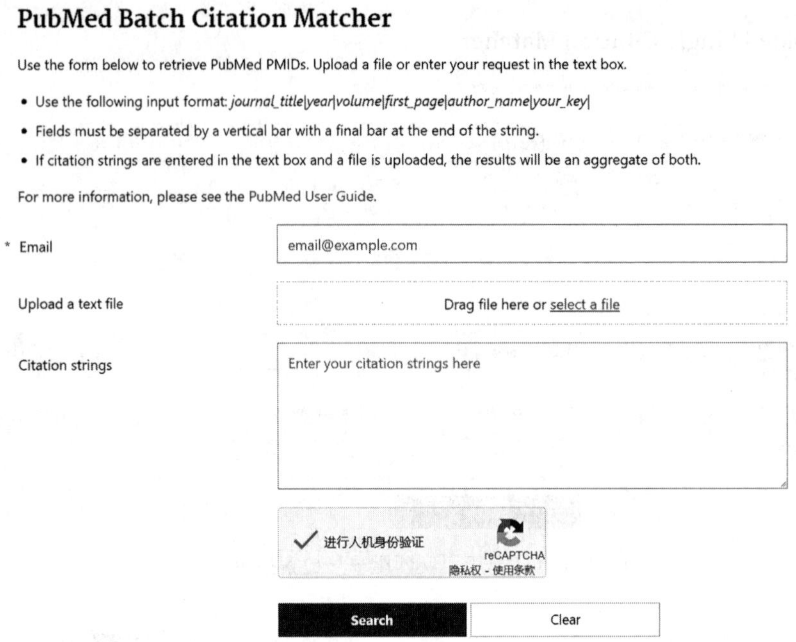

PubMed Batch Citation Matcher

Use the form below to retrieve PubMed PMIDs. Upload a file or enter your request in the text box.

- Use the following input format: *journal_title|year|volume|first_page|author_name|your_key|*
- Fields must be separated by a vertical bar with a final bar at the end of the string.
- If citation strings are entered in the text box and a file is uploaded, the results will be an aggregate of both.

For more information, please see the PubMed User Guide.

* Email	email@example.com
Upload a text file	Drag file here or select a file
Citation strings	Enter your citation strings here

✓ 进行人机身份验证　　reCAPTCHA
隐私权 - 使用条款

[Search]　[Clear]

图 2-28　PubMed 批量引文匹配界面

（五）高级检索

在 Web of Science 中，高级检索的检索式需采用人工输入，这给初学者带来较大的难度。而 PubMed 提供一种 "Builder"，因此可以通过各种检索框构建出高级检索的检索式，这样既可以减小初学者人工输入检索式的难度，又可增强检索人对于检索参数的调节空间。在 PubMed 主页中点击 "Advanced" 即可进入高级检索界面，如图 2-29 所示。

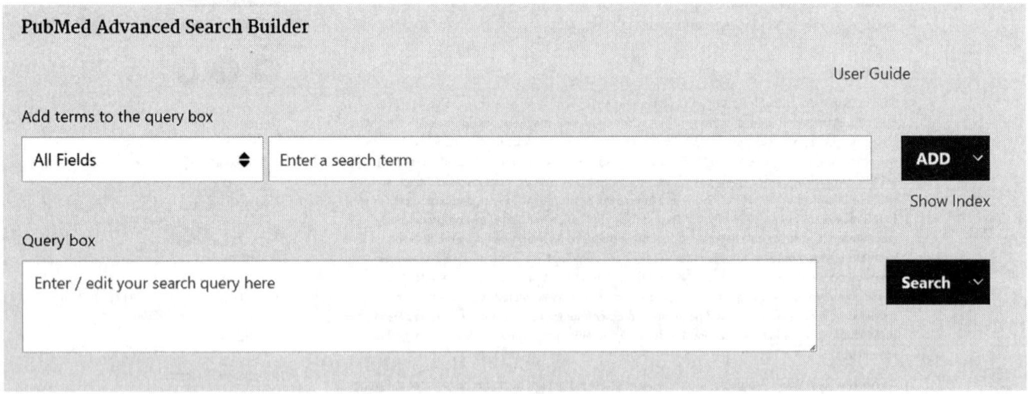

PubMed Advanced Search Builder

User Guide

Add terms to the query box

All Fields ▲▼	Enter a search term	ADD ▼

Show Index

Query box

Enter / edit your search query here

[Search ▼]

图 2-29　PubMed 高级检索界面

在 "PubMed Advanced Search Builder" 下方可以根据需要选择不同的检索条件，并键入相应的检索标识，即可自动生成对应的检索式，点击 "Search" 按钮可完成检索。

高级检索举例如下：检索作者为 "Qiao Xiaoqiang" 并在引文标题或摘要中出现 "Metal Organic Frameworks" 的所有文献。这时，可在 Builder 中选择 "Author" 并键入 "Qiao Xiaoqiang"，点击 "AND"；再选择 "Title/Abstract"，并键入 "Metal Organic Frameworks"，这时在 "Query box" 中出现检索式 "(Qiao Xiaoqiang[Author]) AND (Metal Organic Frameworks[Title/Abstract])"，如图 2-30 所示。点击 "Search" 按钮，即可完成检索，共出现 4 条记录。由此可见，PubMed 的 Builder 功能可以辅助检索人构建高级检索的检索式，方便检索人使用。

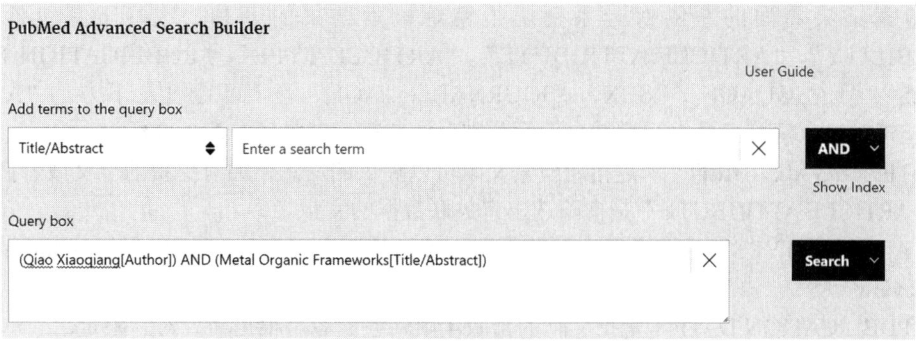

图 2-30　PubMed 高级检索——检索过程

三、检索结果处理

（一）检索结果精炼

检索完成后，PubMed 系统会显示初步的检索结果。PubMed 系统还可对上述检索结果进行进一步的精炼和分析，通过该功能可使检索结果更加精确。例如，以"Precision Medicine"（精准医疗）为检索标识进行检索，其检索结果如图 2-31 所示。

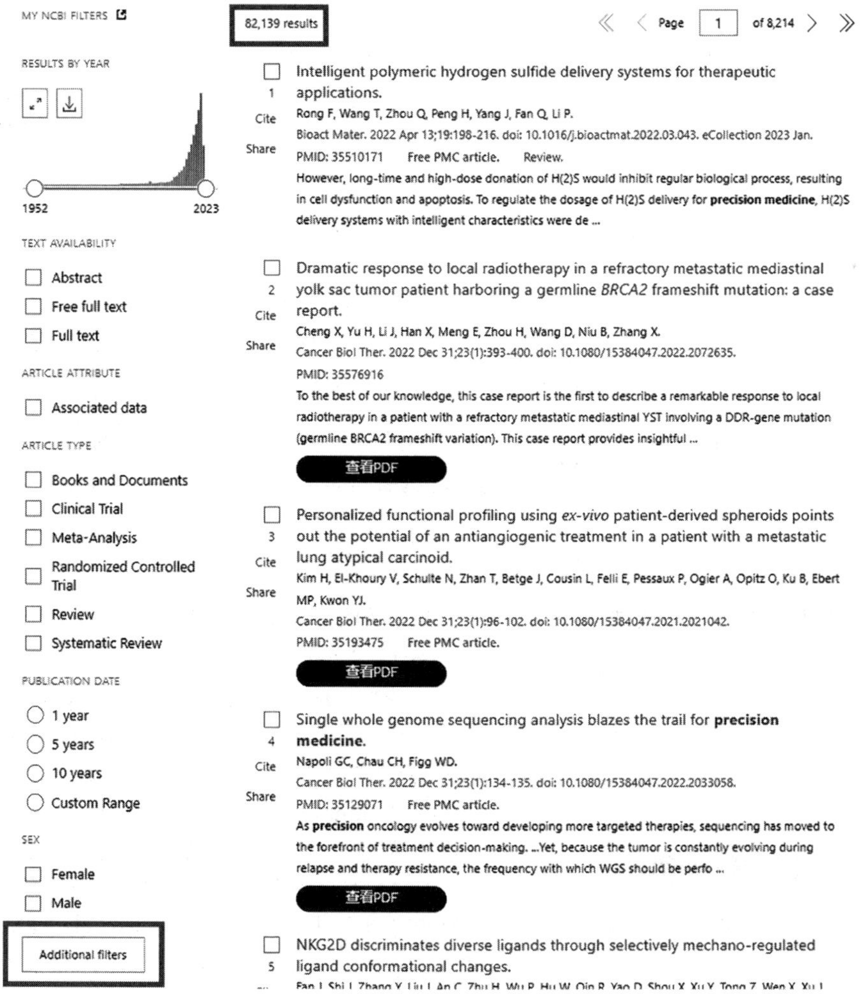

图 2-31　PubMed 检索结果示例

在检索结果界面的左侧有一系列用于精炼检索结果的工具。这些工具包括"TEXT AVAILABILITY"、"ARTICLE ATTRIBUTE"、"ARTICLE TYPE"、"PUBLICATION DATE"、"SPECIES"、"LANGUAGE"、"SEX"、"JOURNAL"、"AGE"等，可通过左下方的"Additional filters"链接对以上精炼工具进行增减。下面分别对这些精炼工具进行简单介绍。

1. "TEXT AVAILABILITY"是指所检索文献可以提供的信息，如有免费的全文或者摘要等。

2. "ARTICLE ATTRIBUTE"是指筛选出有关联数据的文献。

3. "ARTICLE TYPE"是指根据文献的类型进行精炼。文献类型有临床试验（Clinical Trial）、综述（Review）等。

4. "PUBLICATION DATE"是指文献的出版年限，检索者可根据需要对其限定。

5. "SPECIES"是指文献的研究对象和结果是针对"Humans"还是"Other Animals"。

6. "LANGUAGE"是指文献的写作语言。

7. "SEX"是指以 Humans 作为研究对象时其性别。

8. "JOURNAL"可仅选择"MEDLINE"。

9. "AGE"是指以 Humans 作为研究对象时，对其年龄结构的限定。

通过上述精炼工具，可以缩小检索文献的范围，获得更加精准的检索结果。

（二）检索结果显示

在检索结果界面，可对检索结果的显示方式进行选择，如图 2-32 所示。显示内容主要通过以下三个方式进行调节。

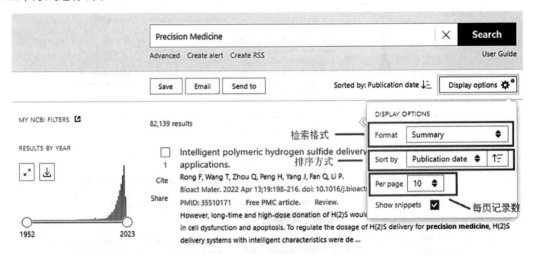

图 2-32　PubMed 检索结果显示方式

1. 检索格式　在检索格式选项中，所包括的选择项内容如图 2-33 所示，包括"Summary"、

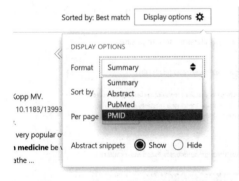

图 2-33　PubMed 检索结果显示格式

"Abstract"、"PubMed"、"PMID"等。①"Summary"：显示内容包括标题、作者、通讯作者、期刊来源、是否为综述文献以及若文献为非英文著作则标明写作语言等信息；②"Abstract"：显示内容除了包括"Summary"格式提供的信息外，还增加了著作者单位、关键词、摘要以及引文链接等信息；③"PubMed"：可显示文献最完整的信息，一般用于文献管理软件中的引文输出使用；④"PMID"：显示的内容是检索结果在 PubMed 数据库中的 ID。检索者可根据需要选择相应的显示方式。

2. 每页记录数　通过该选项可选择每页出现的文献数目，包括 10、20、50、100 和 200 条。

3. 排序方式　在排序方式选项中，检索人可根据需要将检索结果依据时间、相关性、出版日期、著作者姓名、期刊名进行排序。

（三）检索结果输出

检索人首先需勾选所需文献，PubMed 检索系统为检索人提供多种结果输出方式，包括"Save"、"Email"、"Send to"等。点击"Save"，如图 2-34 所示，有各种保存格式，检索人可选择适合自己的方式进行保存。"Email"可通过邮件将文献发送给检索者，最多可发送 500 篇文献。"Send to"按钮中包括"Clipboard"、"My Bibliography"、"Collections"和"Citation manager"四个选项。"Clipboard"是剪贴板，可暂存所需下载的文献信息，在多项检索后一起保存；"My Bibliography"和"Collections"会将检索结果保存在其 NCBI 账号中；"Citation manager"可将文献输入文献管理软件中，以便检索者后续阅读和管理文献。

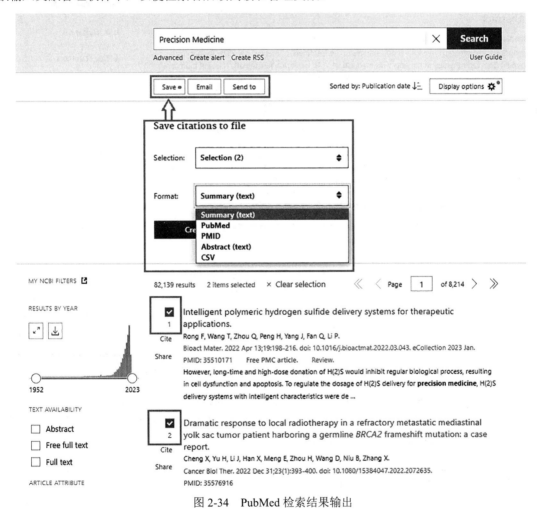

图 2-34　PubMed 检索结果输出

（四）获取原文及相关资源

通过 PubMed 检索后，文献原文的获取方式有两种：

1. 点击想要获取原文的文献链接，进入该引文界面，在引文界面右上方有"FULL TEXT LINKS"链接，如图 2-35 所示。点击"FULL TEXT LINKS"下方的文献来源期刊图标链接，即可进入文献原文的网页界面，可进一步进行下载。

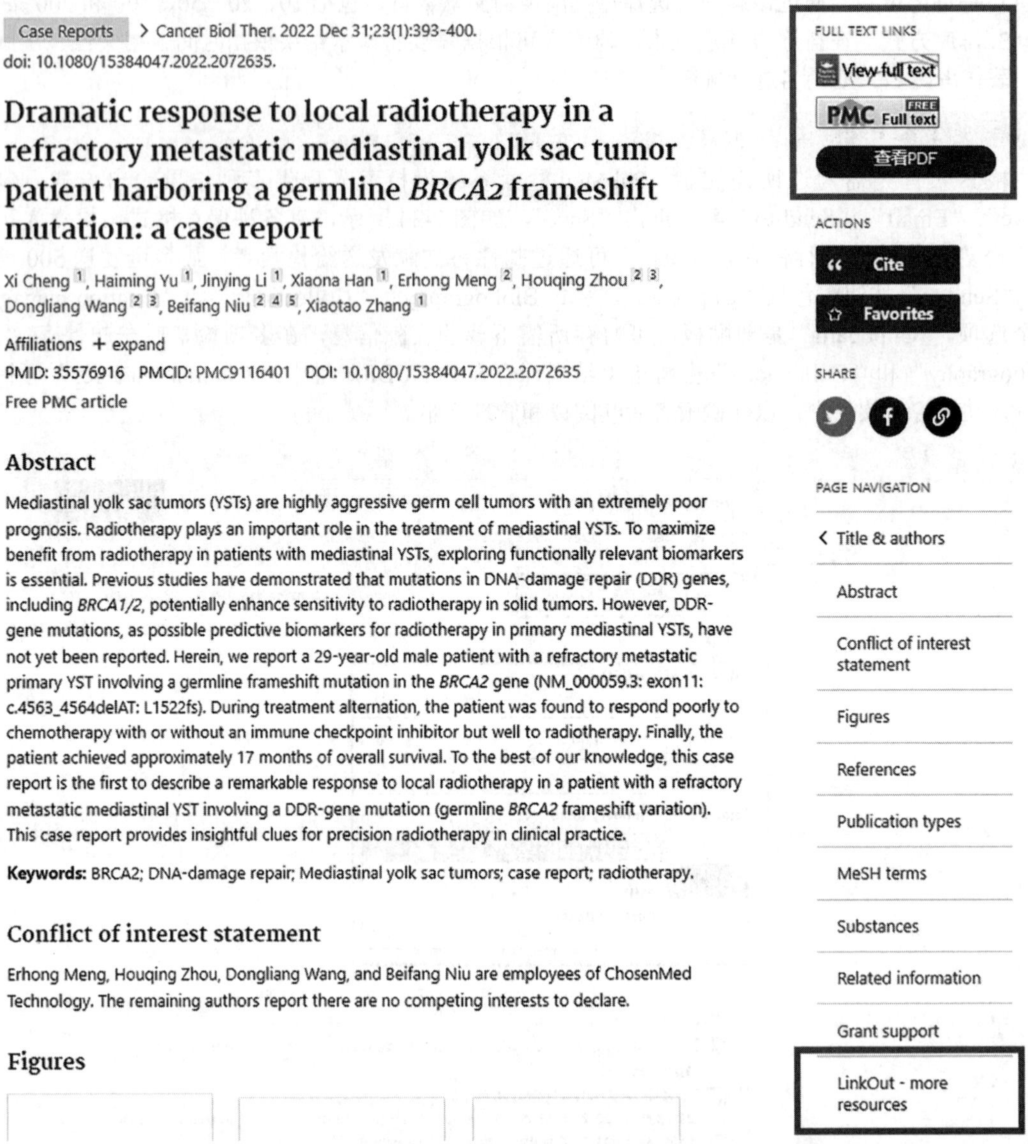

Case Reports > Cancer Biol Ther. 2022 Dec 31;23(1):393-400.
doi: 10.1080/15384047.2022.2072635.

Dramatic response to local radiotherapy in a refractory metastatic mediastinal yolk sac tumor patient harboring a germline *BRCA2* frameshift mutation: a case report

Xi Cheng [1], Haiming Yu [1], Jinying Li [1], Xiaona Han [1], Erhong Meng [2], Houqing Zhou [2] [3], Dongliang Wang [2] [3], Beifang Niu [2] [4] [5], Xiaotao Zhang [1]

Affiliations + expand

PMID: 35576916 PMCID: PMC9116401 DOI: 10.1080/15384047.2022.2072635

Free PMC article

Abstract

Mediastinal yolk sac tumors (YSTs) are highly aggressive germ cell tumors with an extremely poor prognosis. Radiotherapy plays an important role in the treatment of mediastinal YSTs. To maximize benefit from radiotherapy in patients with mediastinal YSTs, exploring functionally relevant biomarkers is essential. Previous studies have demonstrated that mutations in DNA-damage repair (DDR) genes, including *BRCA1/2*, potentially enhance sensitivity to radiotherapy in solid tumors. However, DDR-gene mutations, as possible predictive biomarkers for radiotherapy in primary mediastinal YSTs, have not yet been reported. Herein, we report a 29-year-old male patient with a refractory metastatic primary YST involving a germline frameshift mutation in the *BRCA2* gene (NM_000059.3: exon11: c.4563_4564delAT: L1522fs). During treatment alternation, the patient was found to respond poorly to chemotherapy with or without an immune checkpoint inhibitor but well to radiotherapy. Finally, the patient achieved approximately 17 months of overall survival. To the best of our knowledge, this case report is the first to describe a remarkable response to local radiotherapy in a patient with a refractory metastatic mediastinal YST involving a DDR-gene mutation (germline *BRCA2* frameshift variation). This case report provides insightful clues for precision radiotherapy in clinical practice.

Keywords: BRCA2; DNA-damage repair; Mediastinal yolk sac tumors; case report; radiotherapy.

Conflict of interest statement

Erhong Meng, Houqing Zhou, Dongliang Wang, and Beifang Niu are employees of ChosenMed Technology. The remaining authors report there are no competing interests to declare.

Figures

FULL TEXT LINKS
View full text
PMC FREE Full text
查看PDF

ACTIONS
Cite
Favorites

SHARE

PAGE NAVIGATION
Title & authors
Abstract
Conflict of interest statement
Figures
References
Publication types
MeSH terms
Substances
Related information
Grant support
LinkOut - more resources

图 2-35 PubMed 检索获取原文——FULL TEXT LINKS

2. 点击想要获取原文的文献链接，进入该引文界面，在引文界面下方有“LinkOut-more resources”链接。点击“LinkOut-more resources”链接，出现“Full Text Sources”链接，如图 2-36 所示，可进一步选择从而得到文献的原文信息。

LinkOut - more resources

Full Text Sources
Europe PubMed Central
PubMed Central
Taylor & Francis

Medical
Genetic Alliance

Miscellaneous
NCI CPTAC Assay Portal

MeSH terms
Substances
Related information
Grant support
LinkOut - more resources

图 2-36 PubMed 检索获取原文——LinkOut-more resources

第三节　SciFinder

案例 2-3

　　DNA 拓扑异构酶是细胞的一种基本核酶，是在 DNA 拓扑结构调控中解决与 DNA 复制、转录、重组、修复和染色质组装相关的拓扑问题的关键酶，是已经明确的抗肿瘤药物靶点。组蛋白去乙酰化酶是一组调节染色质表观遗传学的酶，由组蛋白乙酰转移酶和组蛋白去乙酰化酶调控的组蛋白可逆乙酰化已成为与细胞增殖有关的重要表观遗传修饰，已被确定为抗癌药物设计的有价值靶点。已知临床抗肿瘤治疗中，已有针对拓扑异构酶和组蛋白去乙酰化酶的抗肿瘤药物联合用药。然而多种药物联用的药效学和药物代谢动力学难以预测，存在剂量设计复杂、剂量相关毒性、药物–药物相互作用导致不良反应，用药不方便、患者依从性差，价格昂贵等问题。因此，多靶点药物的研发成为新药研发的热点领域。为开发结构新颖的抗肿瘤药物，拟针对拓扑异构酶和组蛋白去乙酰化酶这两个靶点进行双靶点抗肿瘤药物的研究，设计一种结构类型的分子，能同时对这两个靶点起作用。

　　问题：

　　1. 利用 SciFinder 找到已知的拓扑异构酶抑制剂和组蛋白去乙酰化酶抑制剂的结构，并归纳其结构特征。

　　2. 在利用 SciFinder 进行文献调研时，我们可采用哪些方式？

　　3. 如何利用 SciFinder 来设计新化合物的合成路线？

一、SciFinder 简介

　　SciFinder 是 CA 的网络版。经过多年的发展与整合，SciFinder 综合了全球 200 多个国家和地区的 60 多种语言的 1 万多种期刊，内容丰富全面。SciFinder 在充分吸收原书本式 CA 精华的基础上，利用现代机检技术，进一步提高了化学化工文献的可检性和速检性，更整合了 MEDLINE 医学数据库、欧洲和美国等 50 多家专利机构的全文专利资料，以及化学文摘 1907 年至今的所有内容。它涵盖的学科包括应用化学、化学工程、普通化学、物理、生物学、生命科学、医学、聚合体学、材料学、地质学、食品科学和农学等诸多领域。它可以通过网络直接查看 CA 1907 年以来收载的所有期刊文献和专利摘要，以及 8000 多万个化学物质及其 CAS 注册号。

二、SciFinder 功能介绍

　　SciFinder 主要提供以下检索途径：Substances（物质检索）、Reactions（反应检索）、References（文献检索）、Biosequences（生物序列检索）、Retrosynthesis（逆合成路线检索）等，如图 2-37 所示。

　　"物质检索"可获得物质参与的反应、研究物质的文献、物质详情等信息，提高理解物质信息的效率。"反应检索"可获得物质参与的反应信息，利用发现物质的最优合成方法，加速方法的开发。"文献检索"结果集可按相关性排列，并提供多个聚类筛选项，可节省文献分析时间。"生物序列检索"不仅支持 BLAST 检索，还可输入 CDR 区检索抗体，另外也支持使用可变符号检索序列；序列检索结果集可视性较好，可便捷地查看一致性信息。"逆合成路线检索"可快速提供最优的逆合成路线，可以自主选择替代路线，还可以获取预测逆合成路线。

　　SciFinder 具有自动保存搜索历史的功能，还可利用"Return Search"功能，随时再次运行检索；也可利用"Edit Search"功能随时对以前输入的检索式进行编辑，如图 2-38 所示。

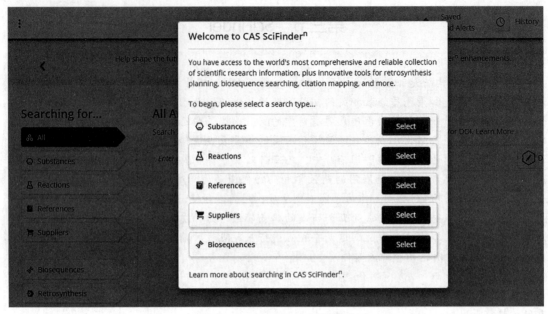

图 2-37　SciFinder 检索主界面

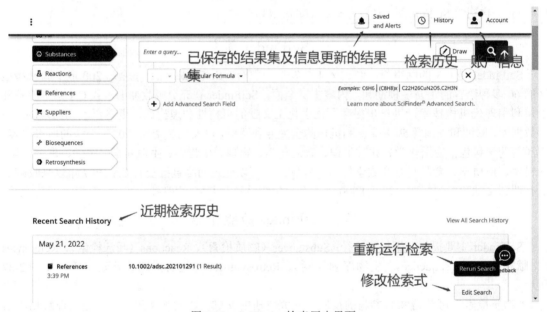

图 2-38　SciFinder 检索历史界面

三、SciFinder 使用方法

SciFinder 提供了"Search for All"（一站式检索），无须逐步在不同信息中检索，可有效提高检索效率。另外还提供了以下不同的检索方式。

（一）文献检索

文献检索是通过一个或几个检索标识来检索某特定领域的文献的检索方式。可采用主题词、物质名称、CAS 登记号（CAS RN）、文献号、PubMed ID、DOI、专利号等进行检索，如图 2-39 所示。点击"Add Advanced Search Field"，可进一步进行作者名、机构名、期刊名、标题等检索。

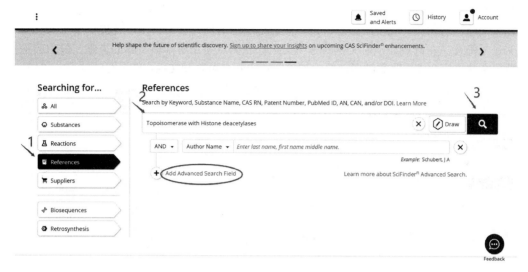

图 2-39　文献检索界面

以主题词检索为例：使用主题词检索时需要明确检索词，这里的检索词可以是所需要检索结果的关键词。例如，检索拓扑异构酶和组蛋白去乙酰化酶相关的文献，可确定检索词为"Topoisomerase with Histone deacetylases"，将该检索标识输入检索框中，单击搜索（蓝底白色放大镜）按钮，即可得到检索结果。检索结果界面如图 2-40 所示，点击文献标题即可查看文献详情。

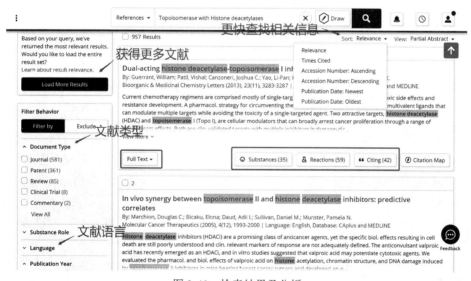

图 2-40　检索结果及分析

SciFinder 还可根据需要对检索结果进行进一步分析。

"Filter Behavior"为对检索结果进行进一步的筛选，分为"Filter by"和"Exclude"，可对检索结果增添条件限定，如文献类型、语言、出版年份、作者、研究发展趋势以及制剂/分析方法信息等。此聚类分析选项一目了然，无须逐步进行二次检索和限定，直接勾选即可定位所需信息。"Sort"为根据文献的相关性和被引用时间等进行分类排序。"View"为摘要部分显示选项，可分为不显示摘要、显示部分摘要及显示完整摘要。

每篇文献下方有"Substances"（为从文献中获取物质）、"Reactions"（为从文献中获得反应）和"Citing"（为获取文献中的参考文献）。点击每篇文献下方的"Full Text"（分为 DOI 和 View all sources），可获得文献的 DOI 号和原文献来源。

"Citation Map"为引文地图。引文地图功能（图2-41）可以方便检索人查看文献引用/被引情况，便于快速获得相关研究全景信息，也可便捷地追踪前向、后向引用，并提供多个聚类筛选项对引文进行筛选。左侧点为本篇文献的引用文献，右侧点为引用本篇文献的文献。颜色的深浅为根据被引字数排序，被引字数越多，颜色越深。点击圆点可查看文献详细信息。

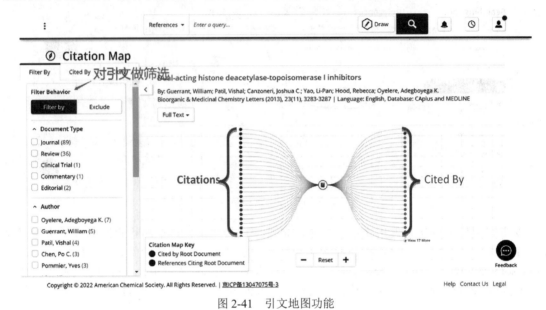

图 2-41　引文地图功能

下载功能模块如图2-42所示，可选择下载文献的格式和数量等。"Select Quantity"中"All Results"为自动下载所有检索到的文献，"Selected Results"为下载所勾选的文献，"Range"为手动输入下载的文献范围。"File Type"可选择保存成ris、PDF、rtf、Excel等不同格式的文件。

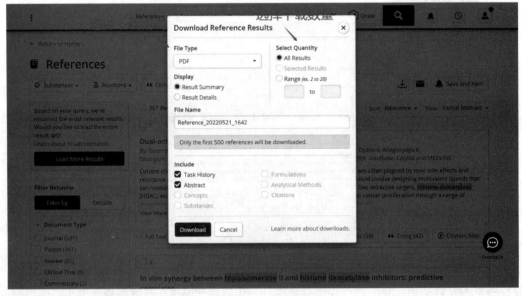

图 2-42　下载功能

（二）物质检索

选择"Substances"可进行物质检索，其界面如图2-43所示。同时检索多个物质时，不同物质之间用半角空格隔开。利用通配符可检索某一类物质，可在物质名称中间或词尾使用通配符"*"

或"？"，"*"代表一个或多个字符，"?"代表零或一个字符。SciFinder 还提供了结构绘制面板，可用于化学结构书写。

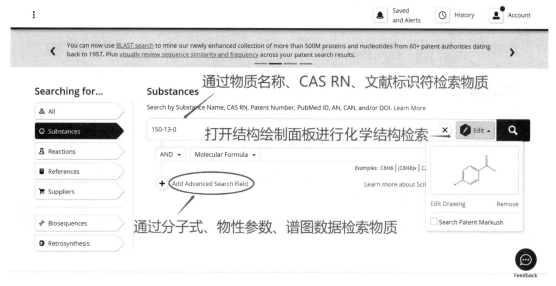

图 2-43　物质检索界面

1. 物质检索方法之一——分子式　如图 2-43 所示，在"Molecular Formula"检索框中输入化合物的分子式即可进行化合物检索。分子式的书写方法与日常有所不同，C、H 写在前面，其他元素按照字母顺序表排列，如磷酸不能写成 H_3PO_4，而应该写成 H3O4P。对于无机盐来说，酸成分一定要写全，不同组分之间用"."分开，例如：Na_2SO_4 写为：H2O4S.2Na。

2. 物质检索之二——谱图数据　SciFinder 还可通过谱图数据进行物质检索。例如：设置 H 谱特征峰化学位移值为：7 to 8, 2.2, 3 to 4；C 谱特征峰化学位移值为：44.5 to 45。如图 2-44 所示，可检索符合此谱图数据的物质。

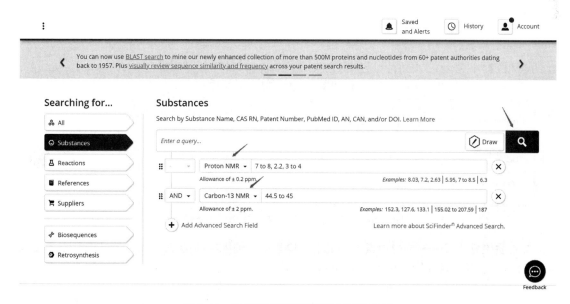

图 2-44　根据核磁谱图数据进行物质检索

查找到的符合条件的结果如图 2-45 所示。检索结果可通过"Filter Behavior"进一步进行筛选。

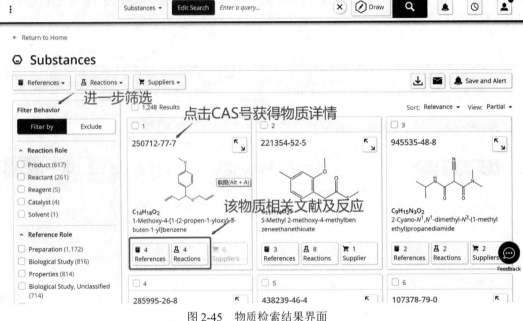

图 2-45　物质检索结果界面

进一步点击 CAS 号可获得物质详情页，点击"References"和"Reactions"按钮可得到与该物质相关的文献及反应。通过物质结构下方的折叠菜单可查看该物质的各类信息，如图 2-46 所示。

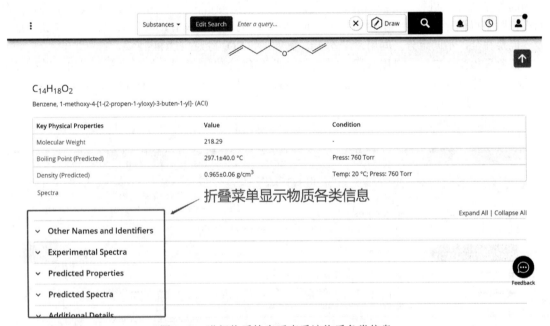

图 2-46　进行物质检索后查看该物质各类信息

3. 物质检索之三——结构检索　可采用在检索框内输入物质的 CAS 号，点击如图 2-47 所示步骤 2 的转换键，即可得到物质结构，随后进行检索。

在进行结构检索时，无须分步进行，一次检索即可得到"As Drawn"、"Substructure"和"Similarity"结果，如图 2-48 所示。其中"As Drawn"：可用可变基团或 R 基团等可变工具定义，其他位点默认为原子锁定，环系默认为环锁定；"Substructure"亚结构：包括 As Drawn 检索结果及被检索结构的修饰结构，位点默认为开放，环系未被环锁定；"Similarity"相似结构：获得片段或整体结构与被检索结构相似的结果，母体结构可以被取代，也可以被改变（若只关注相似结构检索，不要绘制通式结构）。

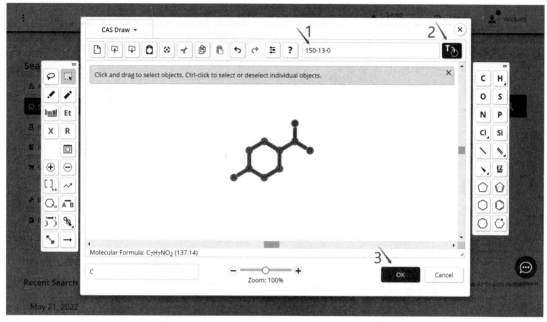

图 2-47 结构检索

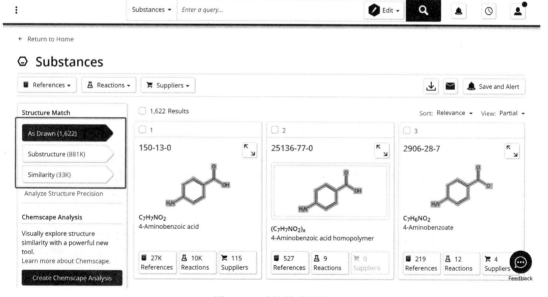

图 2-48 结构检索结果

（三）反应检索

如图 2-49 所示，在检索界面点击"Reactions"，可进入反应检索查询界面。可以通过直接输入物质的化学名称、CAS 号、专利号、PubMed ID、Accession Number（AN）以及 CAS Accession Number（CAN）直接导入目标化合物，也可通过画图工具用画图的方式进行间接导入。

在检索框中输入 CAS 号 "103-80-0"，检索结果如图 2-50 所示。对检索结果可以进行以下操作：①反应结果集排序：可以按"Scheme"或"Document"进行排序；②反应筛选类别：可按照产率、反应步数、不参与反应的官能团、反应类型、立体化学、实验步骤、试剂、催化剂、溶剂等进行区别。其中，相同反应类型的反应放在一个菜单里，方便阅读和筛选。

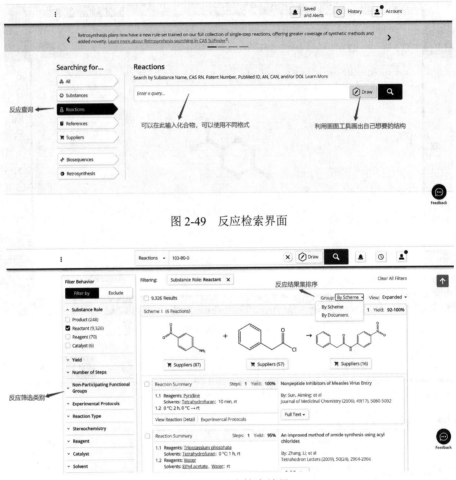

图 2-49　反应检索界面

图 2-50　反应检索结果

如图 2-51 所示，我们可以通过以下途径获取合成实验详情：①在反应结果集左侧，选择"Experimental Protocols"项下的"Synthetic Methods"获取实验详情；②点击"Reaction Summary"下方的"Experimental Protocols"获取实验详情。实验详情界面如图 2-52～图 2-54 所示。

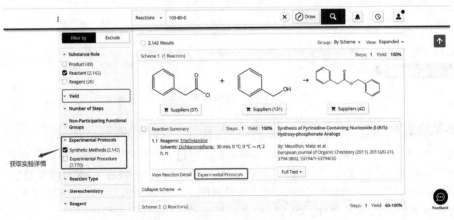

图 2-51　获取实验详情的方法

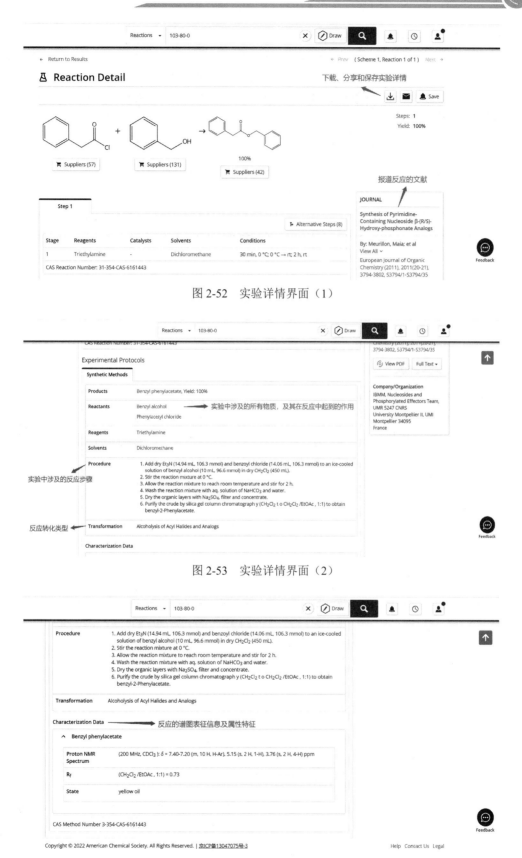

图 2-52 实验详情界面（1）

图 2-53 实验详情界面（2）

图 2-54 实验详情界面（3）

（四）逆合成路线检索

逆合成路线检索是 SciFinder 的新增功能，可以快速地为检索人提供最优的逆合成路线，界面如图 2-55 所示。逆合成设计功能使用先进的逆合成引擎来构建得到目标化合物的合成路线，包括 CAS 内容合集里 1.21 亿条反应的实验和预测反应步骤。CAS 内容合集由相关人员精心编制，融合了过去 110 多年整理出来的科学研究数据。此外，将人工智能技术与该独特的高质量数据集相结合，可以最大程度地发挥出计算机辅助合成设计技术的作用，解决合成方面的难题。其提供的动态、交互式的方案还可以让使用者轻松查看替代反应步骤，用直观的方法来激发使用者的新思路、评估替代合成策略，并比较各种合成路线的优劣。逆合成功能可用于关键的化学研发工作流程，包括创新合成新的分子实体、放大反应以及在合成方法方面寻找新的突破。

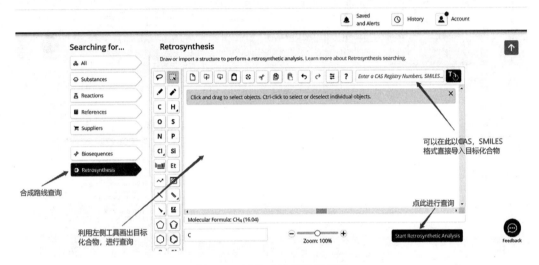

图 2-55　逆合成路线检索界面

逆合成路线检索界面提供了化合物结构编辑工具栏，如图 2-56 所示。工具栏功能从左至右依次为以下功能：新建界面；导入化合物结构，仅支持 .cxf 或 .mol 格式文件；输出化合物结构；保存为模板（用于常用结构，方便以后进行编辑查询）；调整视野至中心；剪切；复制；粘贴；撤回操作；恢复操作；调整画板大小；键盘快捷键。

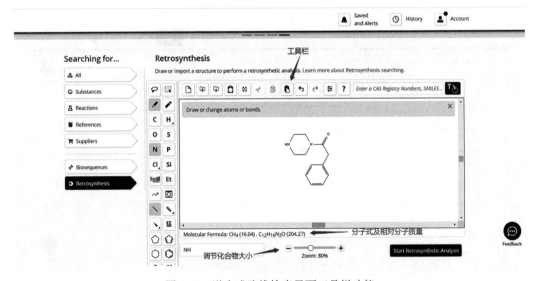

图 2-56　逆合成路线检索界面工具栏功能

　　在进行逆合成路线检索过程中，可以通过以下选项（图 2-57）来检索到更加理想的合成路线：①合成深度选择（"Select Synthetic Depth"）。通过最长路径，设置最多四个步骤来限制逆合成计划中允许的合成步骤数。②支持预测反应的规则设置（"Set Rules Supporting Predicted Reactions"）。通用规则（"Common"）包括实验室中经常使用的反应类型，是有大量的文献实例支持的规则，不常见规则（"Uncommon"）或稀有规则（"Rare"）是由较少文献实例支持的规则，但有可能揭示更多新颖的合成方法。③起始物成本设置（"Set Starting Materials Cost Limit"）（单位：美元/摩尔）。④断开键及保护键设置（"Break and Protect Bonds"）。断开键的含义是整个路线最后一步合成的键，一个路线只能设置一根断开键，保护键的含义是整个路线都不会发生变化的键，一条路线可以同时设置几根保护键。

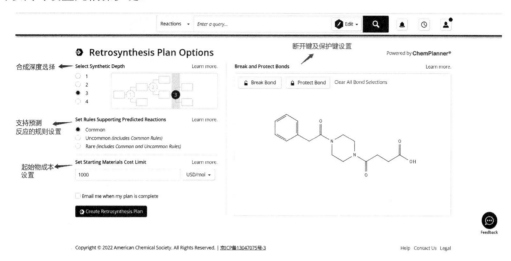

图 2-57　逆合成路线检索条件设置

　　化合物逆合成路线的预测可能需要数分钟完成，可以点击"Email me when my plan is complete"即在路线预测完毕后向检索人注册的邮箱发送通知。以化合物 为例，采用逆合成路线检索结果如图 2-58 所示。"Overview"显示完整的逆合成路线，包括通过几个步骤可以合成，起始产物成本，还可呈现预估产率和整个合成路线的成本。右侧逆合成路线中的实线代表来源于已经报道的反应。

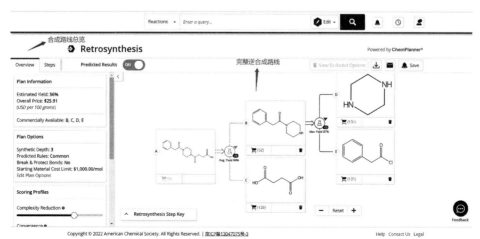

图 2-58　逆合成路线检索结果示例

逆合成路线检索还可以通过自设相关参数，获得最符合预期的路线，如图 2-59 所示。通过"Scoring Profiles"（评分配置），可以设置 Off（最左端）、Low、Medium、High（最右端）四个等级，每个评分等级默认设置均为"Medium"，将滑块一直移动到最左端会将该设置的评分"关闭"。①"Complexity Reduction"（降低复杂性），含义为降低步骤起始物相对于该步反应的复杂性。②"Convergence"（收敛），调高此项会提高路线的收敛，即减少反应路线的步骤。③"Evidence"（证据），根据支持特定反应类型的证据例子的数量多少来排列计划步骤/备选方案。④"Cost"（成本），根据起始物的成本价格（由低到高）来排列计划步骤/备选方案。⑤"Yield"（产率），调高此项，可查到路线中各步产率更高的反应，有助于提高目标分子的产率。⑥"Atom Efficiency"（原子效率），调高此项，可查到更绿色的反应。

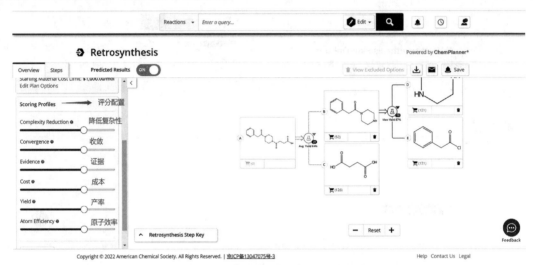

图 2-59　逆合成路线设置相关参数界面

如图 2-60 所示，点击"Steps"，可显示合成路线中具体步骤信息，包括"Average Yield"（平均产率）、"Evidence"（证据）和"Alternative Steps"（可替代步骤），其中可替代步骤界面如图 2-61 所示。

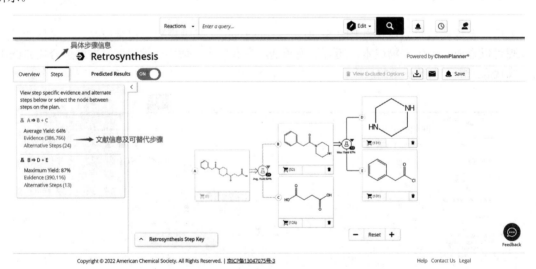

图 2-60　逆合成路线检索结果具体步骤信息

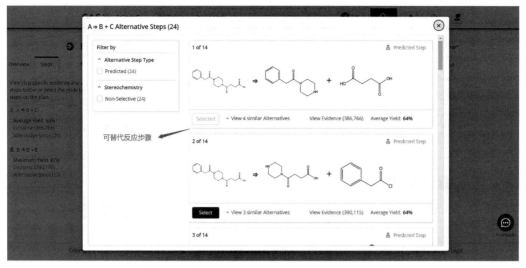

图 2-61 逆合成路线检索结果可替代步骤界面

选择感兴趣的反应步骤，整个逆合成路线将随之发生改变，其中绿色路线为预测路线，如图 2-62 所示。

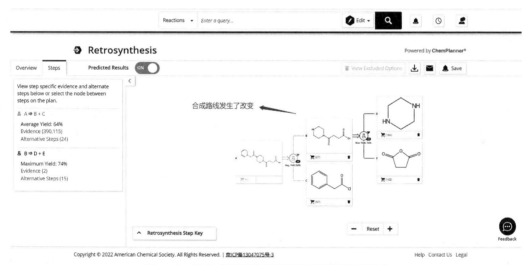

图 2-62 逆合成路线检索结果显示的可替代反应

（五）生物序列检索

SciFinder 正在强化生物序列检索功能，目前已将生物序列合集增加到 5 亿以上，为用户提供了更全面的蛋白质和核酸信息。

图 2-63 为生物序列检索主界面。SciFinder 的生物序列检索提供了以下几种不同的检索方式：① "BLAST"：可检索生物序列；② "CDR"：可进行抗体检索，或 T-细胞检索；③ "Motif"：作为 BLAST 通式结构检索（可以存在取代、变化的地方），如果希望在序列中输入一些可变符号，即可选择 Motif 进行检索。

以 BLAST 检索为例进行说明。在检索框中手动输入或粘贴序列，或者点击 "Upload Sequence" 上传已被保存的 .txt 或 .fasta 文件导入序列（如果是以 .fasta 格式上传，则最多可导入 100 条序列），然后选择要检索序列的类型（核酸或蛋白质），选择要检索的域（核酸或蛋白质），再选择期望获得的结果数量（可在 10～20 000 之间选择，默认值为 100），点击 "Start

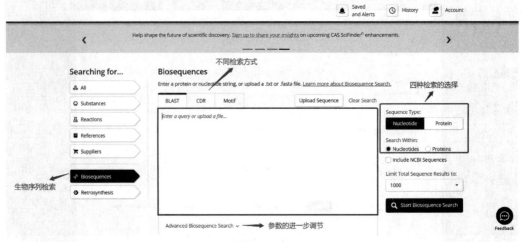

图 2-63　生物序列检索主界面

Biosequence Search"按钮开始检索。还可以点击"Advanced Biosequence Search"选项，在设置选项中输入相应数值，再点击"Start Biosequence Search"开始检索。一旦检索完成，可以点击"View Results"查看检索结果。通过检索结果可以查看一致性信息、目标序列，以及披露目标序列的专利文献并下载。还可对序列进行进一步筛选，以及在序列结果集界面点击"Create Bioscape Analysis"进行可视化分析。

本 章 小 结

　　本章介绍了三种常用的文摘型检索工具，包括 Web of Scicene、PubMed 和 SciFinder，包括各种文摘型检索工具的内容、特点、检索方法、检索结果分析处理及原文获取方式等内容。不同检索工具使用方法、检索特点及检索结果处理方式不尽相同、各有特点，检索人可根据个人检索目的和检索要求及所在机构的情况进行选择。此外，三种检索工具涵盖的文献内容也不尽相同，检索人使用时应予以考虑。

思　考　题

　　1. 请简述文摘型检索工具的特点，目前常用的文摘型检索工具主要包括哪些？

　　2. 与 Web of Science 相比，PubMed 有哪些优势？

　　3. 分别采用 Web of Science 和 PubMed 数据库检索作者为"Qiao Xiaoqiang"的文献，并比较检索结果的差异。

　　4. 采用 Web of Science 为检索工具，以"exosome"为主题进行检索，并分析检索结果。

　　5. 利用 SciFinder 结构绘制工具，绘制结构，并检索相关文献和专利。

　　6. 利用"Retrosynthesis"找到合成抗病毒药阿比多尔最少步骤或最高收率的反应。

（福建师范大学　刘键熙　河北大学　宋亚丽）

第三章 中文全文数据库检索

PPT 课件

学习要求

1. 掌握中国知网、万方数据知识服务平台和维普中文期刊服务平台的常用检索功能。

2. 熟悉中国生物医学文献服务系统、国家科技图书文献中心和读秀中文学术搜索等相关平台和系统。

3. 了解中国知网、万方数据知识服务平台和维普中文期刊服务平台的个性化服务。

案例 3-1

乔××同学学习积极主动，参加学术研究的意愿强烈。但该同学初进导师的科研实验室，一时对相关科研内容感到茫然，无从下手。导师指导他可以一边在实验室参与实验工作，一边根据科研内容检索和研读相关中文文献，尤其是从综述类文章展开，可以做到快速入门，然后再逐渐深入，拓展调研国内外代表性英文文献，了解领域发展的前沿和趋势。

问题：

1. 与外文文献相比，初涉科研的同学首先查阅中文文献的目的和优势是什么？

2. 如何快速查找到与目标课题密切相关的综述类文献？

3. 为何需要中、外文文献调研并重才可深入了解目标科研背景？

中文文献中有许多药学及相关学科的文献，掌握中文文献的检索方法，快速、高效、全面地查找到所需文献，对于快速了解相关科研领域的前沿进展，以及所关心科研具体问题的研究背景大有裨益，尤其是对中药学方面的文献进行调研的优势更是得天独厚。尽管检索中文药学文献信息可以采用知名搜索引擎全网搜索，但针对性差，效率不高。当前，我们获取中文药学文献的来源主要有三个：中国知网、万方数据知识服务平台和维普中文期刊服务平台，此外，还有中国生物医学文献服务系统、国家科技图书文献中心和读秀中文学术搜索等相关平台和系统可供使用。下面，我们根据有关网站当前信息分别对前三者做重点介绍。

第一节 中国知网

一、简 介

为了实现全社会知识资源的传播共享与增值利用，1999 年 6 月，清华大学和同方股份有限公司共同发起了一个国家信息化重点建设项目，即中国知识基础设施工程（China National Knowledge Infrastructure，CNKI）。CNKI 是由中国学术期刊（光盘版）电子杂志社主办，并由国家新闻出版总署首批批准建立的互联网出版平台，亦可称为"中国知网"（China National Knowledge Internet）。CNKI 既可通过互联网直接出版一次文献，也可出版已经通过传统方式出版过的二次文献，包括视频、图片、文本、科学数据和动画等多种形式，出版产品形式包括 WEB 版（网上包库）、镜像站版和流量计费等。CNKI 首页如图 3-1 所示。

CNKI 通过将学术期刊、会议、学位论文和专利等多种国内知识资源网络化，实现了国内文献知识的跨平台、跨库、跨地域检索和共享。CNKI 将收录的文献分为基础科学、工程科技Ⅰ、工程科技Ⅱ、农业科技、医药卫生科技、哲学与人文科学、社会科学Ⅰ、社会科学Ⅱ、信息科技、经济与管理科学十个专辑，每个专辑下又分为若干个专题，共计 178 个专题，收录了 1915 年至今，部分为创刊至今的期刊。例如，点击首页的"学术期刊"，再点击弹出界面左侧中部的浅蓝色背景按钮"期刊导航"，我们就会看到如图 3-2 的界面。

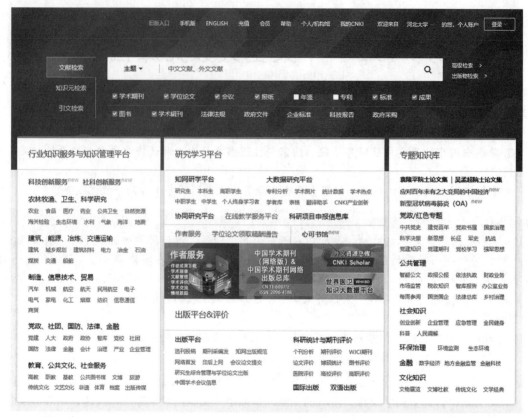

图 3-1　CNKI 首页

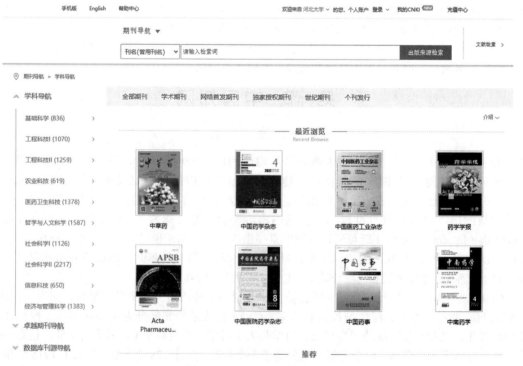

图 3-2　CNKI 期刊导航界面

在医药卫生科技辑下包括了临床医学、肿瘤学、外科学、中药学和药学等29个专题，在中药学专题下可浏览到《中国中药杂志》、《中草药》和《中成药》等28种期刊，而在药学专题下有《药学学报》、《中国药学杂志》和《药物分析杂志》等68种期刊（包括国内出版的英文期刊）。可按需相应点击，查看目标领域数据库多级信息。文献全文采用PDF和自有的CAJ格式供阅读和下载。

二、子数据库简介

CNKI包括学术期刊、学位论文和专利等多种数据库，现择取与药学领域关系比较密切的数据库进行简要介绍。

◣（一）学术期刊

《中国学术期刊（网络版）》（Chinese academic journal network publishing database，CAJD）是连续动态更新的中文学术期刊全文数据库。当前，CNKI收录中文学术期刊8420余种，其中含北大核心期刊1970余种，网络首发期刊2530余种，共计6170余万篇全文文献。内容覆盖工程技术、自然科学、哲学、医学、农业、社会和人文科学等诸多领域。可通过篇章信息，如主题、篇关摘、篇名、关键词、摘要、小标题、全文、参考文献、基金、中图分类号和DOI来检索，也可以通过作者/机构信息，如作者、第一作者、通讯作者、作者单位和第一单位，以及期刊信息，如期刊名称、ISSN、CN和栏目信息等来检索。

◣（二）学位论文

《中国博士学位论文全文数据库（电子期刊）》和《中国优秀硕士学位论文全文数据库（电子期刊）》资源丰富，持续更新，收录了520余家博士培养单位的博士学位论文55余万篇，800余家硕士培养单位的优秀硕士学位论文571余万篇，最早可回溯至1984年，涉及基础科学、农业、医学、人文、社会科学等多个领域。学位论文可以通过主题、篇关摘、关键词、题名、全文、作者、作者单位、导师、第一导师、学位授予单位、基金、摘要、目录、参考文献、中图分类号、学科专业名称和DOI等来检索。

◣（三）会议论文

会议论文库重点收录了从1999年开始，在中国科学技术协会系统及国家二级以上的协会、学会、科研院所、高校及政府举办的重要会议上发表的论文，此外还包括在我国举办的国际学术会议所发表的论文，部分重点会议文献可回溯至1953年。目前，已收录国内会议、国际会议论文集2万余本，累计文献总量372余万篇。相关论文可通过主题、篇关摘、关键词、篇名、全文、作者、第一作者、单位、会议名称、主办单位、基金、摘要、小标题、论文集名称、参考文献和中图分类号等进行检索和下载。

◣（四）专利

专利包括中国专利和海外专利。《中国专利全文数据库（知网版）》目前收录了自1985年以来在中国申请的发明专利、外观设计专利和实用新型专利，共4990余万项；海外专利包含美国、日本、英国和俄罗斯等国家和地区，以及世界知识产权组织、欧洲专利局等从1970年至今的专利1亿余项。相关信息可通过主题、篇关摘、关键词、专利名称、摘要、全文、申请号、公开号、分类号、主分类号、申请人、发明人、代理人、同族专利项和优先权等途径进行检索，并可下载专利说明书全文。

◣（五）标准

《标准数据总库》是目前国内最完整、收录数据量最大的标准数据库，包括《中国标准题录数据库》（SCSD）、《国外标准题录数据库》（SOSD）、《国家标准全文数据库》和《中国行业标准全文数据库》，共计60余万项，月度或季度更新。其中，《国家标准全文数据库》目前收录了由国家标准化管理委员会颁布的全部国家标准，其数量占国家标准总量的 90% 以上；《中国行业标准全文数据库》收录了现行、废止、被代替，以及即将实施的行业标准；SCSD 收录了所有的中国国家标准（GB）、国家建设标准（GBJ）和中国行业标准的题录摘要数据；SOSD 收录了世界范围内的重要标准，如国际标准（ISO）、欧洲标准（EN）、德国标准（DIN）、英国标准（BS）、美国标准（ANSI）和美国部分学会、协会标准等的题录摘要数据，共计 50 余万项。各标准可以通过主题、篇关摘、标准名称、标准号、关键词、摘要、全文、起草人、起草单位、发布单位、出版单位、中国标准分类号和国际标准分类号等途径进行检索。

（六）学术辑刊

学术辑刊收录了自 1979 年至今国内出版的重要学术辑刊，共计 1100 余种，30 余万篇，多为高等院校和科研院所编辑，专业特色突出，其内容覆盖自然科学、农业、医学等多个领域。可通过主题、篇关摘、篇名、关键词、摘要、全文、作者、第一作者、作者单位、参考文献、辑刊名称、中图分类号和基金等途径进行检索。

此外，还包括科技报告、报纸、年鉴、成果、图书、法律法规和政府文件等。

三、检 索 方 式

CNKI 包括许多数据库，可进行单库检索，也可进行跨库检索。检索人可在检索文献前对相关数据库进行选择，舍弃相关性不高的数据库，以提高检索的速度和针对性。该操作可以通过点选检索框下方的各类数据库来实现（图 3-3）。知网目前默认选择了学术期刊、学位论文、会议、报纸、标准、成果、图书和学术辑刊 8 个数据库，而并未选择年鉴、专利 2 个数据库。

（一）初级检索

CNKI 提供了多种初级检索范围/途径，包括在主题、篇关摘、关键词、篇名、全文、作者、第一作者、通讯作者、作者单位、基金、摘要、小标题、参考文献、分类号、文献来源和 DOI 中搜索输入内容，把鼠标放在检索框左端小方框上就会自动显示上述检索范围的下拉菜单。在 CNKI 主页上，点选目标检索范围，并在检索栏中键入检索内容，回车或点击检索框右侧的"🔍"按钮即可完成检索。检索出的文献还可以根据检索人员需要，按照相关度、发表时间、被引（次数）、下载（次数）和综合几个选项降序排列。如选择"篇名"为检索范围，输入检索标识"环丙沙星"，可以检索到 3733 条记录，如图 3-3 所示。

我们可以看到，所有篇名中含有"环丙沙星"的文献均被显示出来，检索结果以题录的列表形式展现，每一条包括题名、作者、来源、发表时间、数据库、被引和下载信息。界面左侧是文献分类选项，包括主题、学科和发表年度等，可通过勾取展开的相应选择即时完成检索结果内筛选，快速定位所需要文献。每个界面可选择显示 10、20 和 50 条结果，默认显示 20 条结果。为完整显示界面，我们选择了每页 10 条结果显示，共 374 页，其他检出结果可通过点击界面下方的页码导航查看。当前显示为"列表"模式，也可以通过点击列表按钮左侧的白色小方框切换为"详情"模式。

如果我们点选了第 159 条文献的题目，我们会看到如图 3-4 所示的界面。从图中我们可以看到，主要包括了该文献的题名、作者及其单位、中文摘要、关键词和基金资助等信息，我们还可以通过点击下方彩色背景按钮进行文献在线阅读，以及该文献 CAJ 和 PDF 格式文档的全文下载。

（二）二级及多级检索

如果初级检索方式检索出的文献过多，如上述以"环丙沙星"为检索标识在"篇名"范围内可检出 3733 条记录，如果以"环丙沙星"为检索标识在"主题"范围内检索，甚至可检索出 18 000 多条（18 102 条）记录。为了缩小检索范围，进一步定位重要文献，检索人可以根据课题研究内容，选取另一个关键词，然后点击检索按钮右侧灰色背景的"结果中检索"按钮，二级检

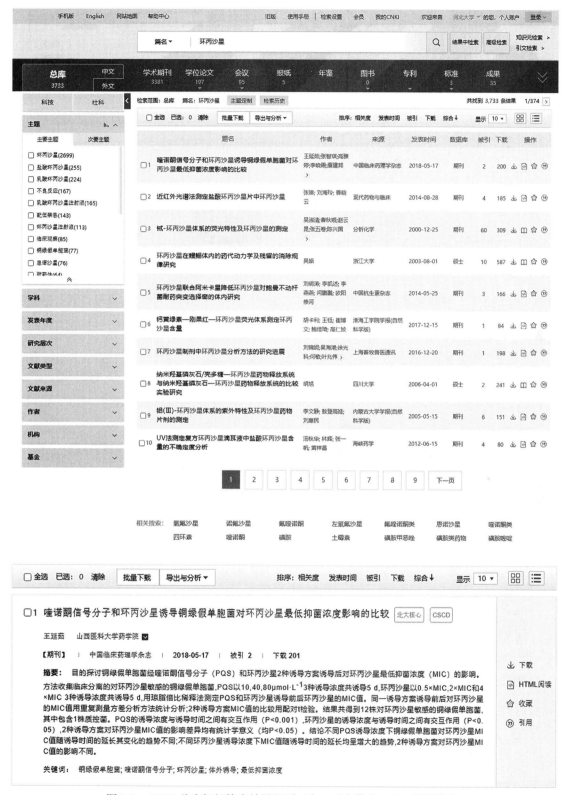

图3-3　CNKI总库初级检索结果界面（上：列表模式；下：详情模式）

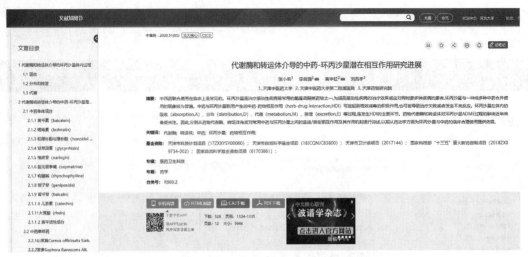

图 3-4　CNKI 检索单篇文献相关信息展示示例

索就仅会在这 3733 条文献中进行。如我们在检索框中输入检索标识"耐药"，点击"结果中检索"按钮，我们发现检出了符合要求的 129 条文献。同理，我们还可以进行三级甚至更多级的检索，直至检索结果满意为止。如我们在上述基础上再选择检索标识"大肠埃希菌"对这 129 条文献进行三级检索，我们发现只显示出不到 10 条（8 条）结果，见图 3-5。当然，在二级或多级检索时，检索范围可不与前级检索时相同，如可以重新选择"作者"、"关键词"或"文献来源"等。

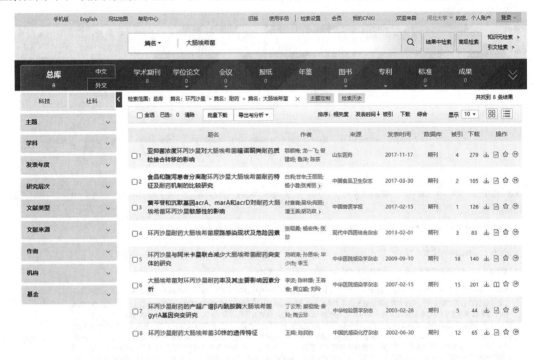

图 3-5　CNKI 二级及多级检索结果示例

（三）高级检索

在上述"结果中检索"按钮右侧还有一个灰色的"高级检索"按钮（首页检索框右侧也有该"高级检索"按钮），点击它后会出现另外一个界面，如图 3-6 所示。

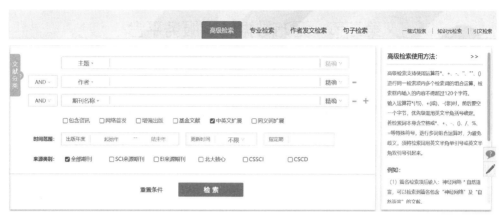

图 3-6　CNKI 高级检索界面

高级检索支持使用运算符 *、+、-、"、" "、( ) 进行同一检索项内多个检索词的组合运算，检索框内输入的内容不得超过 120 个字符，用英文半角括号确定优先级，检索词组合规则详见网站介绍。例如：

1. 篇名检索项后输入：环丙沙星 * 耐药，可以检索到篇名包含"环丙沙星"及"耐药"的文献 129 条。

2. 主题检索项后输入：(环丙沙星+耐药) * 大肠埃希菌，可以检索到主题为"环丙沙星"或"耐药"，且有关"大肠埃希菌"的文献。

3. 如果检索词为外文、数字或符号时，应加单引号。如 'Drug-risistant Bacteria' 和 '24+7' 等。

当然，对于一般读者来说，更明晰的方式还是利用界面提供的、可动态调整的检索组合进行高级检索。

如同初级检索一样，首先为所有检索操作分别选择一个对应的检索范围（如主题、关键词、全文等），然后在各检索框中输入检索内容，并确定后一个检索框所输入检索内容与前一个检索框内容关系的选项，是"AND"（与），"OR"（或），还是"NOT"（非），点击检索按钮，即可完成检索。如果选择检索范围均为篇名，在前两个检索框中分别输入"环丙沙星"和"耐药"，选择"AND"和"精确"选项（完全匹配），点击下方的橙色"检索"按钮，我们将检索出 129 条记录，与上述的二级检索结果相同。同样，我们也可以通过选择输入另一个检索词，通过点击该检索按钮右下方的蓝色"结果中检索"小按钮，在本次高级检索的基础上进行二级检索。例如，我们将第一个框中的"环丙沙星"改为"大肠埃希菌"，无需删除第二个检索框中的内容；或者在下部检索框中补充输入"大肠埃希菌"，点击"结果中检索"或"检索"按钮，同样也会得到与前述相同的 8 条记录。

另外，检索人在此界面上还可以限定相关检索条件，包括（是否）网络首发、增强出版、基金文献，以及（选择）发表时间等。并且，还可以通过点击检索操作区域左侧的"+"、"-"按钮来增删检索组合条件，随后的操作步骤同上，不再赘述。

此界面上还可以进行专业检索、作者发文检索和句子检索等，一般不太常用。如需使用，可查看网站相关检索说明。

（四）外文文献检索

除中文文献外，还可以通过 CNKI 检索部分外文文献，实现了中、外文期刊一站式检索，为实现相关中外文文献的全面检索提供了极大的便利。外文学术期刊包括来自 80 个国家及地区 900 余家出版社的期刊 75 000 余种，覆盖 Web of Science 期刊的 96%，Scopus 期刊的 90%，最早可回溯至 19 世纪，共计 1.1 余亿篇外文题录，并可链接至相关平台下载全文。

此外，CNKI 还可以实现"一框式检索"、"知识元检索"和"引文检索"，不再详述。

第二节　万方数据知识服务平台

一、简　介

万方数据成立于 1993 年，系国内第一家数据库专业公司。1997 年，万方数据（集团）公司成立并建立了国内第一家科技信息网站。2000 年，在原万方数据（集团）公司的基础上，由中国科学技术信息研究所联合中国文化产业投资基金、中国科技出版传媒集团有限公司和科技文献出版社等五家单位，成立了"北京万方数据股份有限公司"，并于 2007 年成为数字对象标识 DOI（Digital Object Identifier）的首家中文代理注册机构。在公司推出万方数据知识服务平台的基础上，万方数据还陆续推出了万方医学网、万方数据企业知识服务平台和中小学数字图书馆等一系列信息增值产品。

二、子数据库简介

万方数据知识服务平台涵盖了自然科学、工程技术、医药卫生、农业科学、哲学政法、社会科学、科教文艺等诸多学科领域，包括的主要数据库简介如下。

（一）学术期刊

《中国学术期刊数据库》（China Online Journals，COJ，或 China Science Periodical Database，CSPD）前身为数字化期刊群，其收录可回溯至 1998 年，包含 8000 余种期刊的近 1.5 亿篇文献，其中包含北京大学、中国科学技术信息研究所、中国科学院文献情报中心、南京大学、中国社会科学院历年收录的核心期刊 3300 余种，每日更新。涵盖自然科学、医药卫生、农业和社会科学等各个学科，提供了作者、论文标题、作者单位、中图分类号、来源、关键词、摘要和发表日期等检索途径。

（二）学位论文

《中国学位论文全文数据库》（China Dissertations Database，CDDB）主要收录了始于 1980 年的学位论文文摘信息，但也已包括了 700 多万篇学位论文的全文信息。涵盖基础科学、理学、人文科学、社会科学、医药卫生、农业科学和环境科学等各学科领域，提供了标题、作者、导师、关键词、摘要、学校、专业和发表日期等检索途径。

（三）会议论文

《中国学术会议文献数据库》（China Conference Proceedings Database 或 China Conference Paper Database，CCPD）每月更新，收录的中文会议论文始于 1982 年，年收集约 2000 个重要学术会议，目前有 1500 万余篇信息；收录的外文会议论文主要来源于 NSTL 外文文献数据库，包括 1985 年以来世界各主要学协会、出版机构出版的学术会议论文共计 1100 万余篇。提供了作者、论文标题、中图分类、关键词、摘要、会议名称、主办单位、会议时间等检索途径。

（四）专利

《中外专利数据库》（Wanfang Patent Database，WFPD）涵盖了 1.56 亿条国内外专利数据。其中，中国专利收录始于 1985 年，共收录 4060 万余条专利全文，数据与国家知识产权局保持同步，包含发明专利、外观设计和实用新型三种类型，每月新增 30 万余条。国外专利 1.1 亿余条，收录范围涉及美国、俄罗斯和日本等十一国，以及世界知识产权组织和欧洲专利局数据，每年新增 1000 万余条。

（五）标准

《中外标准数据库》（Wanfang Standards Database，WFSD）收录了所有中国国家标准（GB），

中国行业标准（HB），以及中外标准题录摘要数据，目前有 200 余万条记录。

（六）科技报告

《中外科技报告数据库》包括中文科技报告和外文科技报告。中文科技报告收录始于 1966 年，共计 10 万余份。外文科技报告收录始于 1958 年，涵盖美国政府四大科技报告（AD、DE、NASA 和 PB），目前包括 110 万余份。

（七）科技成果

《中国科技成果数据库》（China Scientific & Technological Achievements Database，CSTAD）收录了自 1978 年以来国家和地方主要科技计划、科技奖励成果信息，以及企业、高等院校和科研院所等单位的科技成果信息，涵盖新技术、新产品、新工艺、新材料和新设计等，共计 64 多万项。

（八）法律法规

《中国法律法规数据库》（China Laws & Regulations Database，CLRD）收录始于 1949 年，涵盖国家法律法规、行政法规、地方性法规、国际条约及惯例、司法解释和合同范本等，目前收录近 140 万条。

此外，万方医学网专门收录了由中华医学会、中国医师协会等主办的 220 余种中外文医学期刊，拥有 1000 余种中文生物医学期刊和 4100 余种外文医学期刊。

三、检索方式

（一）初级检索

万方数据知识服务平台首页界面如图 3-7 所示，首先将鼠标移到左上角的选择框上，界面的下拉菜单会显示 10 个数据库，包括期刊、学位、会议、专利、科技报告、成果、标准、法规、地方志和视频。点击目标数据库，即可选择相应数据库。如点击选取了"学位"，输入框内会以灰色字体显示"在 5 995 035 篇学位论文中检索"提示，同时在检索框的左下侧显示检索范围的选择框，其中包括题名、作者、学位授予单位、关键词、摘要等信息。

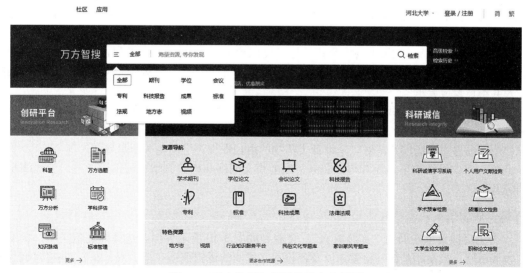

图 3-7　万方数据知识服务平台主界面

如选择检索范围为"题名"，检索词为"环丙沙星"，点击"检索"按钮，我们会得到 4195 条记录，如图 3-8 所示。我们可以看到检索到的文献列表（详情模式），每一条包括了题目、作者、来源期刊信息、摘要和关键词等，可以根据需要，以相关度、出版时间或被引频次进行排序。

也可以点击详情模式列表按钮左侧灰色小方框按钮切换为简表模式，与 CNKI 类似。可以通过点击下方相应按钮进行文献在线阅读，或下载（PDF 格式）。界面左侧为所检索到文献的资源类型、年份和学科分类等的归属情况。

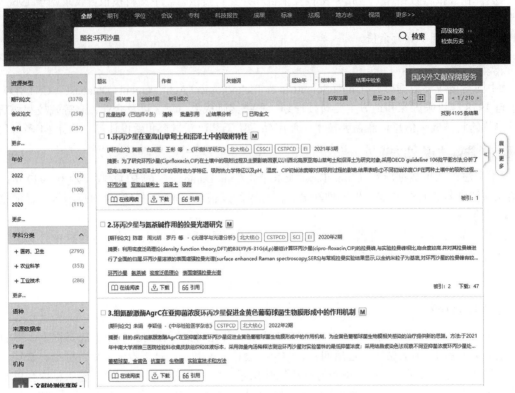

图 3-8　万方数据知识服务平台初级检索结果

　　此外，通过在题录上方检索框内另选检索范围和检索词，并点击右侧蓝色背景按钮"结果中检索"，可以实现二级和多级检索。如在题名范围内输入"耐药"，点击"结果中检索"，我们会得到 225 条结果；在题名范围内继续输入"大肠埃希菌"，点击"结果中检索"，我们会得到 15 条结果。但使用"环丙沙星 耐药 大肠埃希菌"检索标识检索就会得到 57 条结果，这是因为只要题名中包含其中 1～3 个检索词的都会检出，如只有环丙沙星的文献"环丙沙星对新生儿院内感染的疗效及其不良反应分析"。

　　点击其中某篇文献，我们将看到该论文的题目、完整摘要、doi、关键词、作者、作者单位、刊名、Journal（英文刊名）、年卷（期）、分类号、机标分类号和在线出版日期等信息。图 3-9 为文献"耐环丙沙星大肠埃希菌对氨基糖苷类药物的耐药性探讨"的相关信息界面。

　　此外，在该界面的下方还有与本文献关联的引文网络和相关文献，可供读者进一步追溯相关的研究背景。

（二）高级检索

　　点击主页检索框右面的"高级检索"，会看到如图 3-10 所示界面。选择好文献类型、检索信息、发表时间、模糊还是精确检索，以及各检索字段间的逻辑关系（与、或、非），并将它们组配后，点击蓝色"检索"按钮即可。例如，选择全部文献类型（数据库），再分别将"环丙沙星"、"耐药"和"大肠埃希菌"三个关键词输入检索框内，选择"题名"、"精确"和"与"逻辑，时间不限，点击检索后，会得到 13 条记录。与 CNKI 高级检索类似，要组配的检索字段数量可通过点击检索框左侧的灰色小"+""−"按钮增加或者减少。检索人还可以在此界面进行专业检索和作者发文检索，以及通过"中英文扩展"和"主题词扩展"实现智能检索。

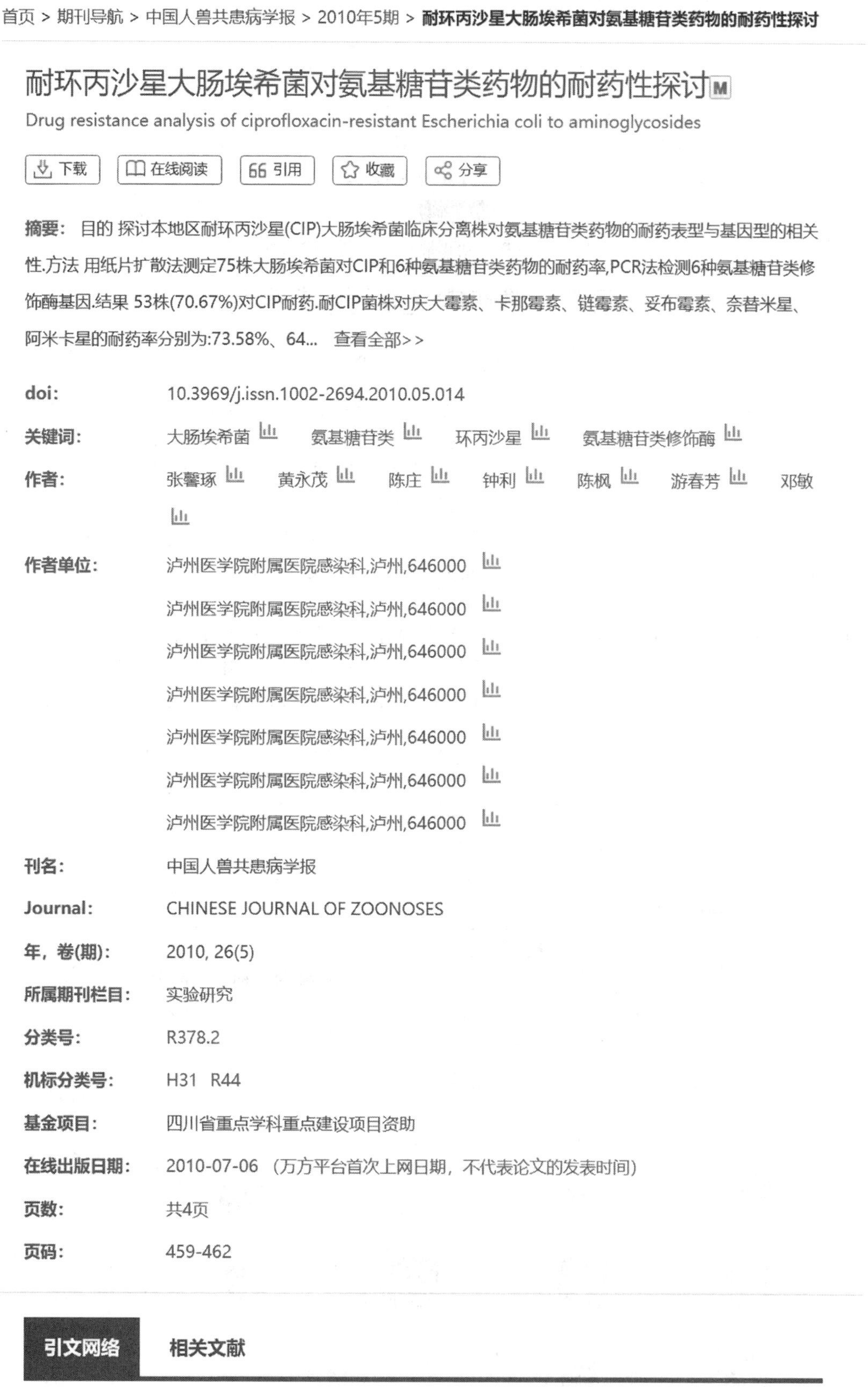
首页 > 期刊导航 > 中国人兽共患病学报 > 2010年5期 > **耐环丙沙星大肠埃希菌对氨基糖苷类药物的耐药性探讨**

耐环丙沙星大肠埃希菌对氨基糖苷类药物的耐药性探讨 M

Drug resistance analysis of ciprofloxacin-resistant Escherichia coli to aminoglycosides

下载　在线阅读　引用　收藏　分享

摘要： 目的 探讨本地区耐环丙沙星(CIP)大肠埃希菌临床分离株对氨基糖苷类药物的耐药表型与基因型的相关性.方法 用纸片扩散法测定75株大肠埃希菌对CIP和6种氨基糖苷类药物的耐药率,PCR法检测6种氨基糖苷类修饰酶基因.结果 53株(70.67%)对CIP耐药.耐CIP菌株对庆大霉素、卡那霉素、链霉素、妥布霉素、奈替米星、阿米卡星的耐药率分别为:73.58%、64... 查看全部>>

doi： 10.3969/j.issn.1002-2694.2010.05.014

关键词： 大肠埃希菌　氨基糖苷类　环丙沙星　氨基糖苷类修饰酶

作者： 张謦琢　黄永茂　陈庄　钟利　陈枫　游春芳　邓敏

作者单位： 泸州医学院附属医院感染科,泸州,646000
泸州医学院附属医院感染科,泸州,646000
泸州医学院附属医院感染科,泸州,646000
泸州医学院附属医院感染科,泸州,646000
泸州医学院附属医院感染科,泸州,646000
泸州医学院附属医院感染科,泸州,646000
泸州医学院附属医院感染科,泸州,646000

刊名： 中国人兽共患病学报

Journal： CHINESE JOURNAL OF ZOONOSES

年，卷(期)： 2010, 26(5)

所属期刊栏目： 实验研究

分类号： R378.2

机标分类号： H31　R44

基金项目： 四川省重点学科重点建设项目资助

在线出版日期： 2010-07-06 （万方平台首次上网日期，不代表论文的发表时间）

页数： 共4页

页码： 459-462

引文网络　**相关文献**

图 3-9　文献“耐环丙沙星大肠埃希菌对氨基糖苷类药物的耐药性探讨”相关信息界面

| 高级检索 | 专业检索 | 作者发文检索 | | | | | | ❓了解高级检索 |

文献类型：　全部/清除　期刊论文　学位论文　会议论文　专利　中外标准　科技成果　法律法规　科技报告　地方志

检索信息：　＋　－　主题　∨　　　　　　　　　　　　　　　　　　　　模糊　∨
　　　　　　　与　题名或关键词　∨　　　　　　　　　　　　　　　　　　模糊　∨
　　　　　　　与　题名　∨　　　　　　　　　　　　　　　　　　　　　　模糊　∨

发表时间：　不限　∨　·　至今　∨　　　　智能检索：　中英文扩展　主题词扩展

检索　检索历史

图 3-10　万方数据知识服务平台高级检索界面

第三节　维普中文期刊服务平台

一、简　　介

　　重庆维普资讯有限公司成立于 1995 年，系《中文科技期刊数据库》的运营商，其前身为 1989 年成立的中国科技情报研究所重庆分所数据库研究中心，该中心是我国首家开展中文期刊数据库研究的单位。该中心于成立同年推出了自主研发可机读的《中文科技期刊篇名数据库》（CB ISTIC/CEPC Periodicals ChinaBase）（软盘版，1992 年发行只读光盘版），这是中国第一个中文期刊文献数据库，初步实现了中文期刊检索的自动化，结束了我国中文期刊检索难的历史。在此基础上，随后又相继推出了《中国科技经济新闻数据库》、《中文科技期刊数据库（全文版、文摘版和引文版）》、《中国科学指标数据库》、《外文科技期刊数据库》、《医药信息资源系统》、《中文科技期刊评价报告》、维普-Google 学术搜索服务平台和维普论文检测系统等系列产品。

　　为了适应互联网的发展，重庆维普资讯有限公司于 2000 年建立了维普资讯网（后更名为维普网），见图 3-11，它将《中文科技期刊数据库》等一系列产品植入互联网。2004 年，维普资讯与

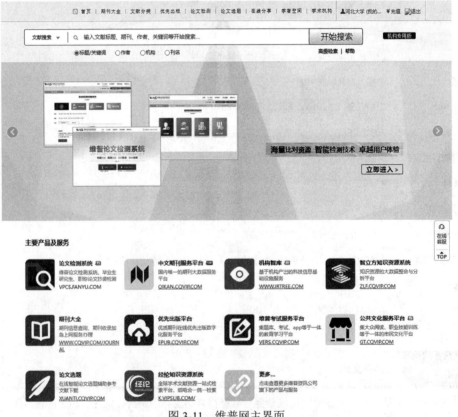

图 3-11　维普网主界面

《中国生物医学文献数据库》（CBM）合作，共同推出 CBMWEB 版全文数据库。2010 年，维普资讯推出维普期刊资源整合服务平台，实现了多项中文科技期刊资源整合服务。2013 年推出"智立方知识资源发现系统"，从文献资源检索深入到知识管理和情报服务。全新推出的中文期刊服务平台是在《中文科技期刊数据库》的基础上研发而来，现已与维普期刊资源整合服务平台链接为同一界面，见图 3-12。平台已成为以中文期刊资源保障为核心，以数据检索应用为基础，以数据挖掘与分析为特色，面向教、学、产、研等多方面需求的期刊大数据服务平台。

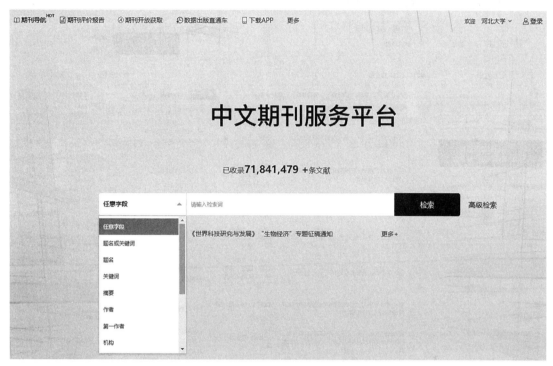

图 3-12　维普中文期刊服务平台主界面/基本检索界面

二、《中文科技期刊数据库》简介

　　该数据库已被纳入国家长期保存数字战略计划，是经国家新闻出版总署批准的大型连续电子出版物，收录了自 1989 年以来（部分可回溯到 1955 年或创刊）的国内中文期刊，累计收录期刊15 000 余种（目前期刊总计 15 280 种），现刊 9000 余种（目前 9456 种），北大核心 2017 版期刊1983 种，文献总量近 7200 万篇，每日更新。另外，还收录了中文报纸 400 种、外文期刊 6000 余种，涵盖医药卫生、农业科学、自动化与计算机技术、化学工程和政治法律等 35 个学科大类，457 个学科小类，是科技查新和科技查证的重要数据库，也是《中国科学引文数据库》（CSCD）和 CBM唯一全文链接数据库。《中文科技期刊数据库》采用《中国图书馆分类法》（第四版）分类体系，确保综合类期刊的每篇文献能准确归入不同的类别。文献以 VIP 和 PDF 两种全文格式供下载。

三、检　索　方　式

　　该平台目前提供三种检索方式：基本检索、高级检索和检索式检索。

（一）基本检索

　　维普中文期刊服务平台基本检索界面如图 3-12 所示。基本检索针对所输入的、不支持任何逻辑运算关系的检索内容，可实现在任意字段、题名或关键词、题名、关键词、摘要、作者、第一作者、机构、刊名、分类号、参考文献、作者简介、基金资助和栏目信息等 14 个选项中进行检索，检索后可实现题录文摘的查看及全文下载功能。如选择"题名"为检索范围，检索词为"环丙沙星"，点击"检索"按钮后进入一次（级）检索结果界面。由图3-13可见，以列表形式展示了检索出的3018条记录，以"相关度"为指标排序。还可以选择按"被引量"和"时效性"两个指标对检出文献排序，以及选择"文摘"和"详细"两种文献展示方式，点击界面相应按钮进行切换即可。

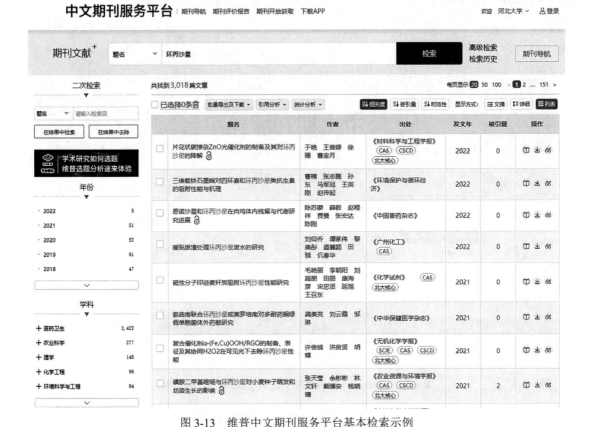

图3-13　维普中文期刊服务平台基本检索示例

在界面的左上部还可以通过输入不同检索词和检索范围进行二次（级）检索。我们仍然选择"题名"为检索范围，输入检索词为"耐药"，点击"在结果中检索"按钮，可筛选出100条记录。同样检索范围内，再输入检索词"大肠埃希菌"，点击"在结果中检索"按钮进行三次（级）检索，可得到8条记录。当然，平台也提供了反向文献筛选功能（"在结果中去除"功能），即文献中不包含某检索范围内某检索词的文献，也为一定检索要求下的文献筛选提供了方便。

■（二）高级检索

点击中文期刊服务平台首页或一次检索界面中的"高级检索"按钮，可进入高级检索界面，见图3-14。其使用与CNKI和万方数据知识服务平台的高级检索操作基本相同，即采用不同的限制条件组合，快速定位所需文献，不再详述。检索框内可输入具有"与"、"或"和"非"逻辑运算关系的检索内容，优先级为非＞与＞或，如我们仍然选择"环丙沙星"、"耐药"和"大肠埃希菌"三个检索词，均在"题名"范围内检索，逻辑关系为"与"，我们会得到与基本检索模式三次检索后一样的8条检索结果。

值得注意的是，该高级检索界面提供了"同义词扩展"功能，即使用具有同一概念或相同意义，但不同描述的检索词对文献进行检索，可使检索结果更完整。如"大肠埃希菌"以前的常用名称为"大肠杆菌"，我们可以将大肠杆菌通过"同义词扩展"功能按钮定义为前者的同义词同时进行检索，见图 3-15。点击"检索"按钮，我们得到 9 条记录，在上述 8 条的基础上，增加了一条 2002 年发表的题名中包含"大肠杆菌"的文献。

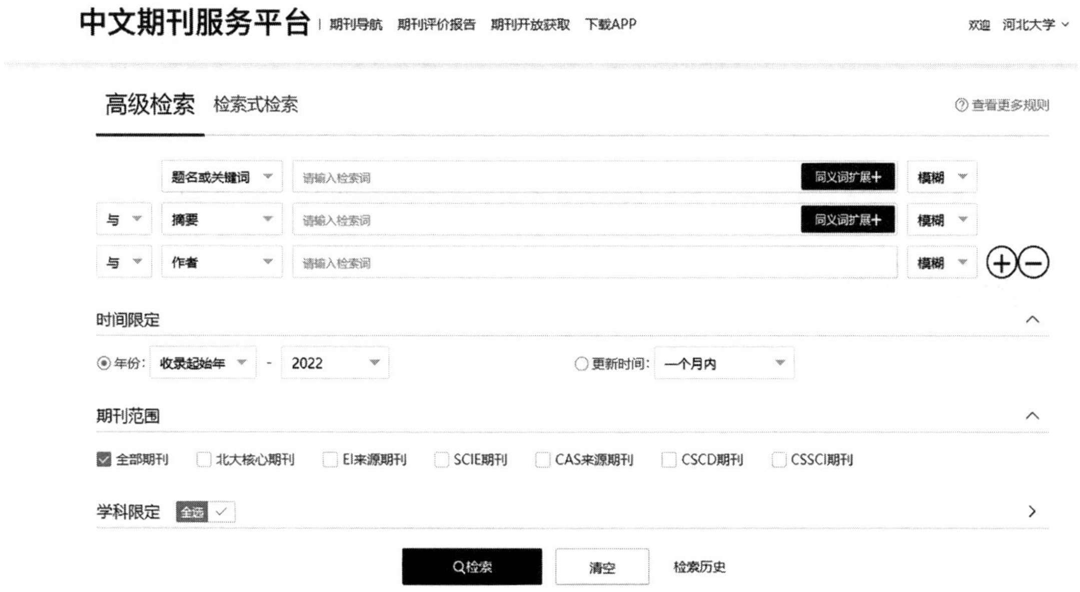

图 3-14　维普中文期刊服务平台高级检索界面

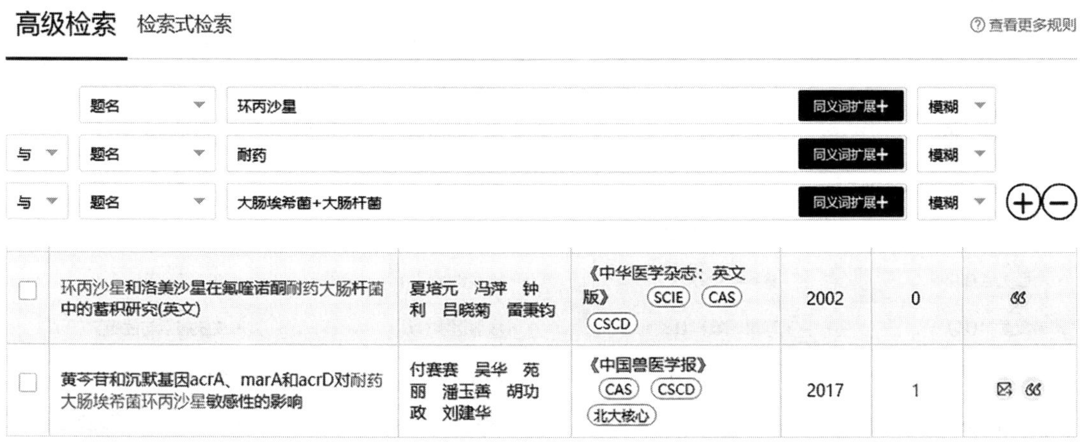

图 3-15　高级检索同义词扩展检索（上）及结果（下）界面

维普中文期刊服务平台还提供了可以通过编辑检索式进行"检索式检索"的功能，比较复杂和专业，使用时点击界面上的"查看更多规则"入口，按照相关规则编辑检索标识即可，不再详述。

（三）期刊导航

检索人可根据学科类别或期刊名称的首字母顺序，对平台中的文献进行浏览和查阅，还可通过期刊名或期刊的 ISSN 号进行特定期刊的查找和文献浏览，并对检索到的文献进行全文下载。图 3-16 所示为根据学科类别所列的期刊导航界面和医药卫生类期刊。

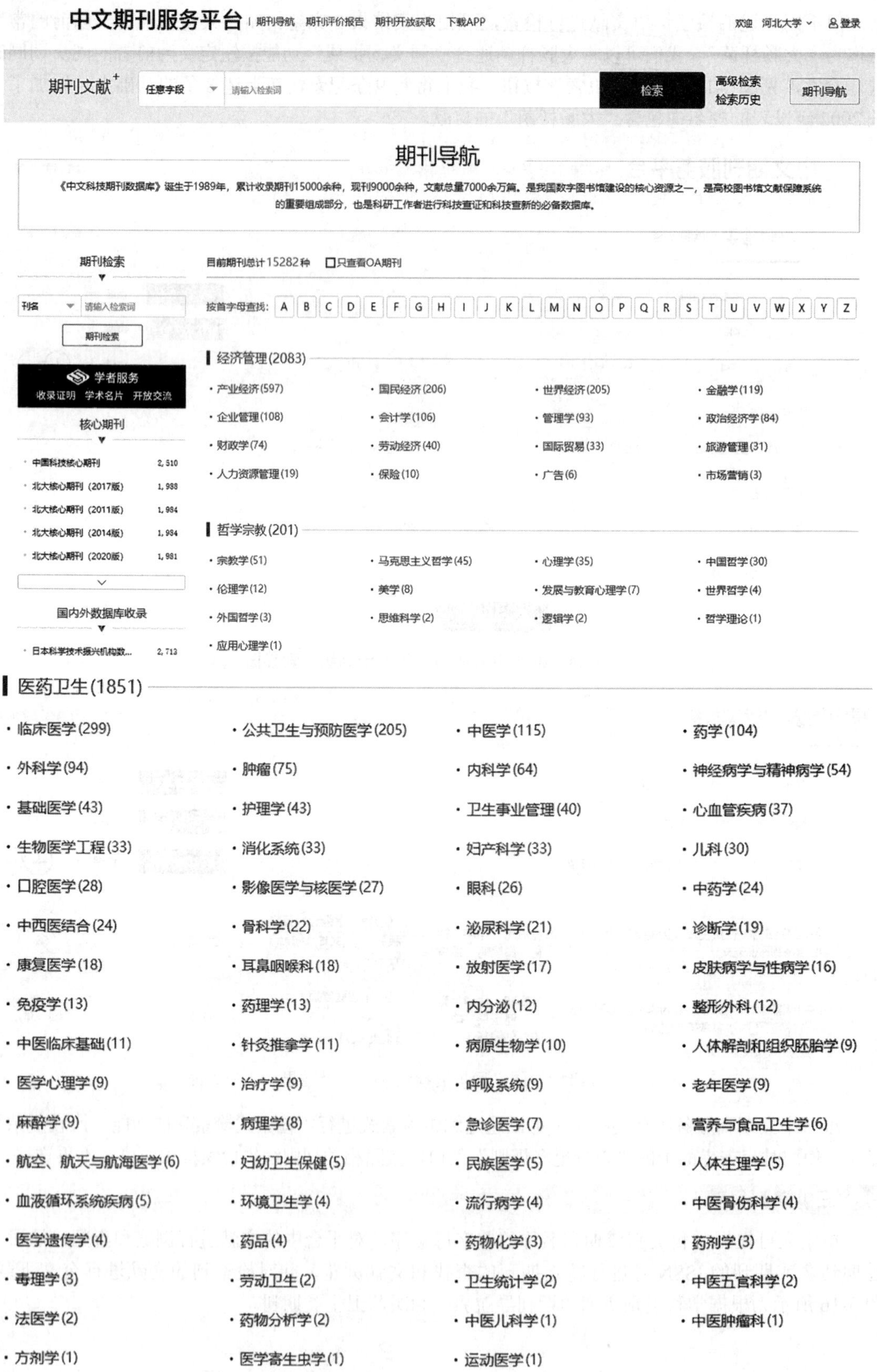

中文期刊服务平台 | 期刊导航　期刊评价报告　期刊开放获取　下载APP

欢迎　河北大学 ∨　&登录

期刊文献+　任意字段 ∨　请输入检索词　　检索　高级检索　检索历史　期刊导航

期刊导航

《中文科技期刊数据库》诞生于1989年，累计收录期刊15000余种，现刊9000余种，文献总量7000余万篇。是我国数字图书馆建设的核心资源之一，是高校图书馆文献保障系统的重要组成部分，也是科研工作者进行科技查证和科技查新的必备数据库。

期刊检索

刊名 ∨　请输入检索词

期刊检索

学者服务
收录证明　学术名片　开放交流

核心期刊

·中国科技核心期刊	2,510
·北大核心期刊（2017版）	1,988
·北大核心期刊（2011版）	1,984
·北大核心期刊（2014版）	1,984
·北大核心期刊（2020版）	1,981

国内外数据库收录

·日本科学技术振兴机构数… 2,713

目前期刊总计15282种　□只查看OA期刊

按首字母查找：A B C D E F G H I J K L M N O P Q R S T U V W X Y Z

经济管理 (2083)

·产业经济(597)	·国民经济(206)	·世界经济(205)	·金融学(119)
·企业管理(108)	·会计学(106)	·管理学(93)	·政治经济学(84)
·财政学(74)	·劳动经济(40)	·国际贸易(33)	·旅游管理(31)
·人力资源管理(19)	·保险(10)	·广告(6)	·市场营销(3)

哲学宗教 (201)

·宗教学(51)	·马克思主义哲学(45)	·心理学(35)	·中国哲学(30)
·伦理学(12)	·美学(8)	·发展与教育心理学(7)	·世界哲学(4)
·外国哲学(3)	·思维科学(2)	·逻辑学(2)	·哲学理论(1)
·应用心理学(1)			

医药卫生 (1851)

·临床医学(299)	·公共卫生与预防医学(205)	·中医学(115)	·药学(104)
·外科学(94)	·肿瘤(75)	·内科学(64)	·神经病学与精神病学(54)
·基础医学(43)	·护理学(43)	·卫生事业管理(40)	·心血管疾病(37)
·生物医学工程(33)	·消化系统(33)	·妇产科学(33)	·儿科(30)
·口腔医学(28)	·影像医学与核医学(27)	·眼科(26)	·中药学(24)
·中西医结合(24)	·骨科学(22)	·泌尿科学(21)	·诊断学(19)
·康复医学(18)	·耳鼻咽喉科(18)	·放射医学(17)	·皮肤病学与性病学(16)
·免疫学(13)	·药理学(13)	·内分泌(12)	·整形外科(12)
·中医临床基础(11)	·针灸推拿学(11)	·病原生物学(10)	·人体解剖和组织胚胎学(9)
·医学心理学(9)	·治疗学(9)	·呼吸系统(9)	·老年医学(9)
·麻醉学(9)	·病理学(8)	·急诊医学(7)	·营养与食品卫生学(6)
·航空、航天与航海医学(6)	·妇幼卫生保健(5)	·民族医学(5)	·人体生理学(5)
·血液循环系统疾病(5)	·环境卫生学(4)	·流行病学(4)	·中医骨伤科学(4)
·医学遗传学(4)	·药品(4)	·药物化学(3)	·药剂学(3)
·毒理学(3)	·劳动卫生(2)	·卫生统计学(2)	·中医五官科学(2)
·法医学(2)	·药物分析学(2)	·中医儿科学(1)	·中医肿瘤科(1)
·方剂学(1)	·医学寄生虫学(1)	·运动医学(1)	

图 3-16　维普中文期刊服务平台期刊导航界面（上）和医药卫生类期刊（下）

第四节　中文文献服务平台的拓展服务与检索功能

中国知网、万方数据知识服务平台和维普中文期刊服务平台的目标都是尽可能全面地收录各学科的中文文献，并对信息资源进行整合、利用和增值，但其文献收载种类、范围和数量，以及文献回溯年代均有所不同，且当前均已从早期单一的中文文献资源保障，转变为中文文献资源的深度综合利用，已延伸到包括引文分析等项目的一站式服务模式，满足检索人员对期刊等中文文献资源使用多方面的需求，如行业知识服务与知识管理、科技查新、文献引证追踪、科学指标分析、论文学术不端检测、大学生毕业论文（设计）系统，以及维普特有的"职称评审材料打包下载"等，有助于课题调研、成果申报、期刊投稿等，显著提高了文献资源的利用率。

虽某些命名、界面和检索方式有所区别和各具特色，如同为论文题目，有"篇名"与"题名"之谓，还有作者单位/机构、全文/任意字段、摘要/文摘、参考文献/被引文献、期刊名称/刊名/来源、基金/基金资助等术语的不同，但各平台检索模式的同质化现象还是比较明显的。三大平台的文献检索均提供了基本检索（包括一次、二次和多次检索）、高级检索和专业检索（检索式检索）等检索方式，模糊（同义词扩展）和精确检索选项，以及学科专业导航、期刊导航等功能，也均可对子数据库、文献发表时间和学科等检索范围进行不同方式的组合限定，体现了各平台对读者检索习惯和具体需求的充分关注，尽力提供多种途径方便读者查全、查准所需信息。

第五节　其他中文文献服务平台简介

除上述三大中文文献服务平台外，还有一些系统或平台可供我们获取中文文献资源。

一、中国生物医学文献服务系统

中国生物医学文献服务系统（SinoMed）是由中国医学科学院医学信息研究所开发的，与我们药学专业密切相关的一个文献服务系统，其首页见图3-17。主要收录现代医学和中医药学方面

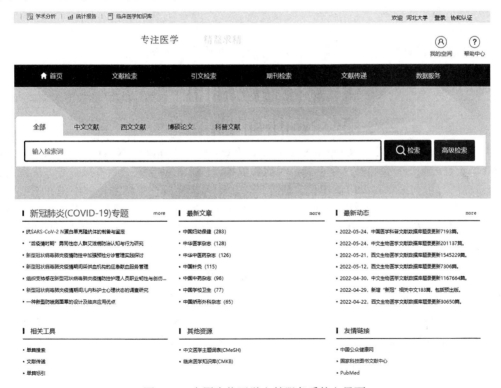

图 3-17　中国生物医学文献服务系统主界面

的题录式文献，包括《中国生物医学文献数据库》（CBM）、《中国生物医学引文数据库》（CBMCI）、《西文生物医学文献数据库》（WBM）、《北京协和医学院博硕学位论文库》（PUMCD）和《中国医学科普文献数据库》（CPM），以及日文生物医学文献数据库、俄文生物医学文献数据库、英文会议文摘数据库、英文文集汇编文摘数据库等。检索方式包括快速检索、高级检索、主题检索和分类检索等，还可以进行引文检索和期刊检索，检索模式和方式基本与前面的中文文献数据检索相同，不再详述。文献传递服务也是其一大特色。

CBM 系 1994 年由中国医学科学院医学信息研究所开发的中文医学文献数据库，收录了自 1978 年以来国内出版的生物医学学术期刊 2900 余种，以及汇编、会议论文，文献题录总量 1080 余万篇。CBMCI 收录了自 1989 年以来国内生物医学学术期刊文献的原始引文 2000 余万篇，引文总量达 640 余万篇。WBM 收录了世界各国出版的重要生物医学期刊文献题录 2900 余万篇，部分期刊可回溯至创刊年。PUMCD 收录了自 1981 年以来北京协和医学院培养的博士、硕士学位论文全文，涉及医药学各专业领域。CPM 收录了 1989 年以来近百种国内出版的医学科普期刊，文献总量达 43 万余篇，重点收录养生保健、心理健康与医学健康等相关内容。

案例 3-2

检索"中药多糖在肿瘤治疗中的免疫调节活性研究"相关资料（限定中文文献）。我们一般按照如下步骤开展相关文献检索工作：①分析课题一般信息。该题目属于中药药理活性研究领域，一般检索 10 年以内，尤其关注 5 年以内的相关文献。文献信息主要涉及期刊论文和学位论文，还会涉及专利和会议论文等。②选择检索数据库或文献服务平台。根据题目学科范围和文献性质，我们可以选择 CNKI、万方数据知识服务平台和维普中文期刊服务平台，还可以选择 CBM。③确定检索范围和检索标识。推荐使用篇名、主题/关键词和文摘等为检索范围，不推荐全文作为检索范围。检索标识可选择"多糖"、"肿瘤/癌症"和"免疫"等。④选择检索方式。可以采用基本检索、高级检索或专业检索，检索词间的逻辑关系为"与"，并结合发表时间、期刊导航等限制条件设定，快速定位相关文献。⑤在不同文献服务平台上进行检索，还可采用知名网络搜索引擎补充检索。

我们选择全库检索，检索范围为篇名，检索词为多糖、肿瘤和免疫，发表时间不限，高级检索，精确模式，则在上述四个文献服务平台上分别检索到 319 条（CNKI）、336 条（万方）、218 条（维普）和 309 条（CBM）记录。

问题：与其他文献服务平台相比，为何维普中文期刊服务平台检索到的文献较少？

二、国家科技图书文献中心

国家科技图书文献中心（National Science and Technology Library，NSTL）是科技部等六部门于 2000 年 6 月成立的一个科技文献信息资源服务机构。由中国科学院文献情报中心、中国科学技术信息研究所、中国医学科学院医学信息研究所、中国标准化研究院标准馆和中国计量科学研究院文献馆等九个文献信息机构组成，收录了自然科学、工程技术、农业和医药卫生等各学科领域的期刊、会议和学位论文等科技文献资源，其中包括了 480 多万篇中文学位论文。NSTL 提供公益性科技文献信息服务，如图 3-18。

三、读秀中文学术搜索

读秀中文学术搜索是超星公司开发的一个中文文献资源服务平台，涵盖的文献类型包括图书、期刊和学位论文等，如图 3-19。收录了 1949 年以来出版的 95% 以上的中文图书。读秀中文学术搜索在图书和期刊的联合检索功能方面强大而独特。数据库链接丰富，还可以进行快捷的文献传递，保证相关文献信息获取的完整性。

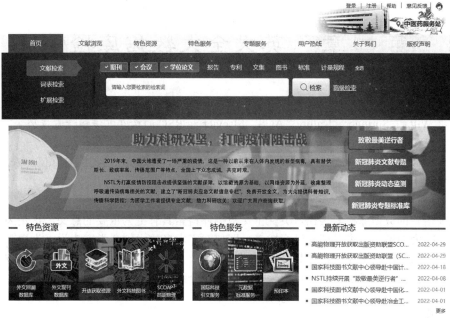

图 3-18　国家科技图书文献中心主界面

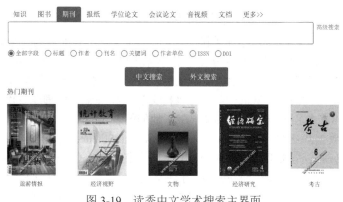

图 3-19　读秀中文学术搜索主界面

本章小结

本章主要介绍了三种常用的中文数据库及其检索方式，包括中国知网、万方数据知识服务平台和维普中文期刊服务平台，并对中国知网进行了详细介绍。此外，简单介绍了中国生物医学文献服务系统、国家科技图书文献中心和读秀中文学术搜索等相关平台和系统，以方便不同读者和用户的选择和使用。

思 考 题

1. 提供中文药学文献检索的网上数据库都有哪些？其各自特点如何？
2. 如何通过检索词的组合和条件限定来实现检索文献的高效率和完整性？
3. 与外文全文数据库相比，在药学文献的提供方面，中文全文数据库有哪些优势？
4. 除了基本的信息检索功能外，三大中文数据库还为科研工作提供了哪些拓展功能？
5. 如何实现各中文数据库中药学资源的高效整合并提高其利用率？

（河北大学　郭怀忠）

PPT 课件

第四章 英文全文数据库检索

学习要求

1. 掌握 Wiley、Springer、Nature、ACS、Elsevier 和 RSC 的检索方法和检索技巧。

2. 熟悉 Wiley、Springer、Nature、ACS、Elsevier 和 RSC 检索结果的分析处理。

3. 了解常用的英文全文数据库，包括 Wiley、Springer、Nature、ACS、Elsevier 和 RSC 的主要特征。

与其他语言的数据库检索相比，英文全文数据库检索具有更为重要的意义，这是因为世界上具有重大影响力的论文大多以英文进行发表。即使对于大多数中国科学家来说，为提高传播和交流效率，重大的科研成果往往也多数投稿到英文期刊上。因此，掌握英文文献的检索方法和技巧对于把握世界范围内的科研动态不可或缺。本章重点介绍以下英文全文数据库：Wiley、Springer、Nature、ACS、Elsevier 和 RSC。下面分别做一介绍。

第一节 Wiley 数据库

一、简　介

Wiley 由 Charles Wiley 于 1807 年在美国纽约创立，是全球历史上最为知名的学术出版商之一，并享有世界第一大独立学术图书出版商和第三大学术期刊出版商的美誉。Wiley 以科学、技术和医学为主要学科特色，涉及了生命科学、化学化工、医学、高分子及材料学等 14 个主要学科领域的出版物。尤其值得关注的是，Wiley 为来自包括文学、经济学、生理学、医学、物理、化学与和平奖等各类别的 400 多名诺贝尔奖获得者出版了他们的著作。

早期的 Wiley 数据库在线资源平台叫作 "Wiley InterScience"。2010 年 8 月，Wiley 正式向全球推出了新一代在线资源平台——Wiley 在线图书馆（Wiley Online Library），亦称为 Wiley 在线数据库。作为全球最大、最全面的经同行评审的科学、技术、医学和学术研究的在线多学科资源平台之一，Wiley 在线数据库提供了 2700 多种期刊、25 000 多种书籍、260 种工具书和 54 种丛书。

Wiley 在线数据库的出版物主要有两种浏览模式：①根据出版物的字母顺序进行浏览；②根据不同学科方向进行浏览。

目前，Wiley 在线数据库分为十七个不同的学科研究方向：①农业、水产养殖及食品科学，又细分为农业、水产养殖和渔业科学，以及食品科学与技术三个学科方向。②建筑与规划，又细分为建筑学和规划两个学科方向。③艺术与应用艺术，又细分为艺术和摄影、服装和时装、设计与平面设计、博物馆与文化遗产研究，以及表演艺术和音乐五个学科方向。④商业、经济、金融和会计，又细分为商业与管理、经济学、金融与投资，以及会计四个学科方向。⑤化学，又细分为分析化学、生物化学、催化、化学工程、计算化学和分子模型、环境化学、普通化学与化学导论、化学工业、无机化学、有机化学、药物与药物化学，以及物理化学等十二个学科方向。⑥计算机科学与信息技术，又细分为通用计算、计算机科学，以及信息科学和技术三个学科方向。⑦地球、空间和环境科学，又细分为地球科学、环境研究，以及空间和行星科学三个学科方向。⑧人文学科，又细分为古典研究、文化研究、历史、语言和语言学、文学、哲学，以及宗教与神学七个学科方向。⑨法律与犯罪学，又细分为法律学和犯罪学两个学科方向。⑩生命科学，又细分为普通生命科学、解剖学和生理学、细胞与分子生物学、生态学、进化学、遗传学、微生物学和病毒学、神经科学、植物科学，以及动物和畜牧学等十个学科方向。⑪ 数学与统计学，又细分为数学和统计学两个学科方向。⑫ 医学，又细分为普通和介绍性医学、基础医学、变态反应和临床免疫学、麻醉和疼痛学、心血管疾病学、细胞和分子医学、皮肤病学、急诊医学、内分泌学、循证医学、胃肠病和肝脏病学、普通内科学、老年医学、血液学、传染病和微生物学、肾脏学、神经学、产科和妇科学、肿瘤学和放射治疗学、眼科学、耳鼻咽喉（耳、鼻和喉咙）学、病理学、儿科学、药理学和药物医学、精神病学、放射和成像学、呼吸道医学、风湿病学、运动医学和整形外科学、外科手术学、移植学，以及泌尿外科学等三十二个学科方向。⑬ 护理、牙科和医疗保健学，又细分为牙科学、健康和社会保障学、智力障碍学、成瘾和心理健康学、护理学、营养和饮食学，以及康复学等七个学科方向。⑭ 物理科学与工程，又细分为天文学、生物医学工程学、土木工程和建筑学、电气和电子工程学、能量学、工业工程学、材料科学、机械工程学、纳米技术科学、物理学、聚合物技术与科学，以及安全管理学等十二个学科方向。⑮ 心理学，又细分为应用心理学、临床心理学、认知心理学、发展心理学、教育和学校心理学、普通心理学、个性和个体差异学、心理学方法、研究和统计学、心理治疗与咨询，以及社会心理学等十一个学科方向。⑯ 社会及行为科学，又细分为人类学、考古学、通信和媒体研究、发展研究学、教育学、家庭和儿童研究、地域研究、政治学、社会政策与福利学、社会学，以及城市研究学等十一个学科方向。⑰ 兽医学，又细分为马科学和兽医学两个学科方向。

二、检　索　规　则

Wiley 在线数据库采用布尔逻辑运算符，默认的逻辑运算符有 AND（也可以使用"+"或者"&"）、OR、NOT（也可以使用"-"），并且逻辑运算符必须全部是大写。在默认情况下，如果检索中出现了不止一种逻辑运算符，系统的默认检索顺序是 NOT、AND、OR。

三、检　索　方　式

Wiley 在线数据库为检索人提供了多种不同类型的选项，让检索人能够对其收录的期刊、书籍和实验室操作方案等资源进行方便的检索。对于得到的检索结果，检索人可以根据不同特点进行排序：①匹配度或者相关性由强到弱（默认排序方式）；②文献的发表日期。

■（一）基本检索

Wiley 在线数据库可以提供两种检索选项：①在网站收录的所有资源的全文中进行检索，系统默认的检索标识为：篇名（Title）、文摘（Abstract）、作者（Author）、关键词（Keywords）、作者机构（Author affiliation）和基金资助机构（Funding Agency）；②在出版物标题（Publication Titles）中进行检索。

基本检索举例：检索有关表皮生长因子受体抑制剂（EGFR Inhibitor）的相关文献。

检索步骤：①在 Wiley 在线数据库主页的基本检索框中输入"EGFR inhibitor"；②点击"检索"按钮，检索结果如图 4-1 所示。从图 4-1 中可以看到，共得到了 37 272 条记录，其中期刊、书籍和参考工具书中分别含有 34 419、2373 和 480 条记录。

基本检索举例：在出版物标题中检索含有药物（pharmaceutical）的出版物。

检索步骤：①在 Wiley 在线数据库主页的基本检索框中输入"pharmaceutical"；②勾选"Title"；③点击"Search"按钮；④点击"Publications"，检索结果如图 4-2 所示。从图 4-2 中可以看到，共得到 152 条记录，其中包括 12 种期刊、139 种书籍和 1 本参考工具书。

总体来说，基本检索可以得到尽量多的与检索标识相关的文献，不会遗漏信息。但是，该方法的缺点也非常明显，过多的检索内容导致检索结果中出现很多与检索人研究内容差异很大，甚至基本不相关的文献，检索效率较低。

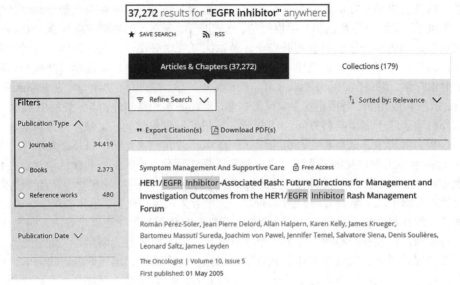

图 4-1　Wiley 在线数据库基本检索——全文检索

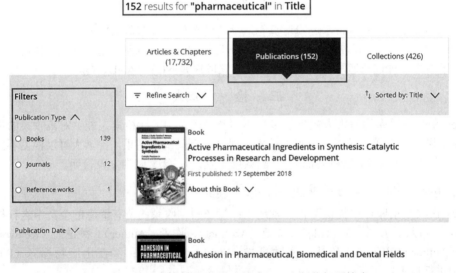

图 4-2　Wiley 在线数据库基本检索——出版物标题检索

（二）高级检索

高级检索也即指南检索，允许检索人通过限定检索范围和时间创建复杂的检索式。可选择的特定检索范围有：文献中的所有位置（Anywhere）、标题（Title）、作者（Author）、关键词（Keywords）、文摘（Abstract）、作者机构（Author Affiliation）和基金资助机构（Funding Agency）。此外，还可根据时间对文献进行精确检索。分为三种类型：所有时间范围的文献（All Dates）；在最近的 1 个月、6 个月或者 1 年内的文献；设定一个精确到月份的时间范围。

高级检索举例：利用高级检索方式检索中国国家自然科学基金资助的表皮生长因子受体抑制剂方面的相关文献。

检索步骤：①在 Wiley 在线数据库主页的高级检索框中输入"EGFR inhibitor"，检索范围选择"Anywhere"；②在第二个检索框中输入"NATIONAL NATURAL SCIENCE FOUNDATION OF CHINA"，检索范围选择"Funding Agency"；③在"PUBLICATION DATE"选择"Last Month"；

④点击"Search"按钮即可。其检索参数界面如图 4-3 所示，检索结果如图 4-4 所示。从图 4-4 中可以看到，共得到了 32 条记录。

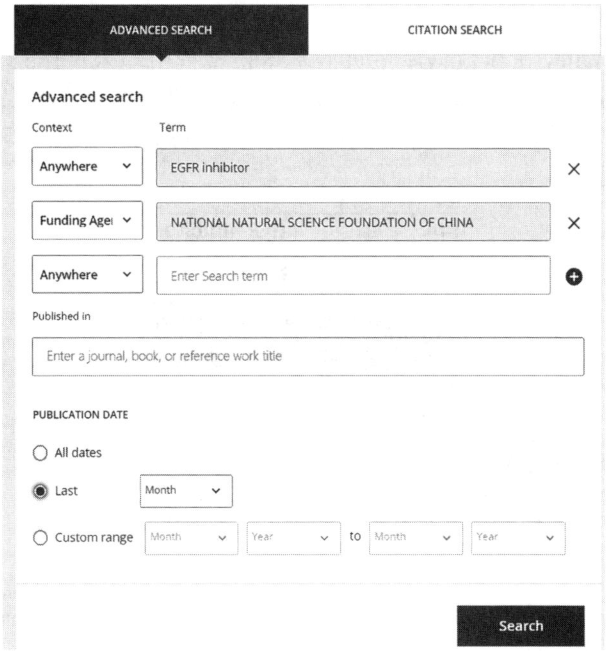

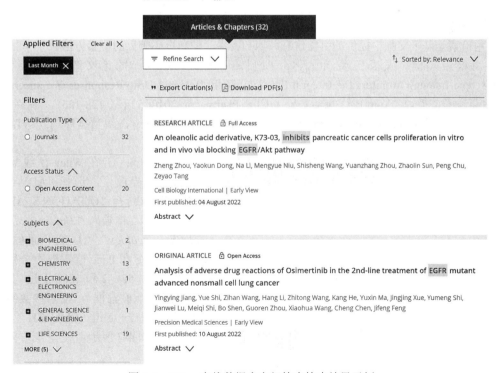

图 4-3　Wiley 在线数据库高级检索的检索参数设置示例

图 4-4　Wiley 在线数据库高级检索检索结果示例

（三）在某种特定期刊、书籍或实验室操作方案等资料中进行检索

特定期刊检索举例：在期刊 *The Journal of Clinical Pharmacology*（《临床药理学杂志》）中检索表皮生长因子受体抑制剂方面的相关文献。

检索步骤：①在 Wiley 在线数据库主页的基本检索框中输入"The Journal of Clinical Pharmacology"，点击"Search"按钮；②选择"Publications"，系统展示了相关的 10 个期刊；③点击打开目标期刊界面，检索框输入"EGFR inhibitor"，点击"Search"按钮，即可完成检索，如图 4-5 所示，共得到 145 条记录。

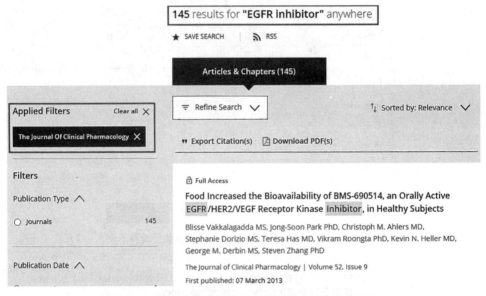

图 4-5　Wiley 在线数据库特定期刊检索检索结果示例

（四）引用检索

引用检索是基于文献中提供的引文信息（期刊、卷、期和页码等）的检索方法。

引用检索举例：发表在美国化学会期刊 *Analytical Chemistry* 的论文"Label-free Raman Spectroscopic Imaging Monitors the Integral Physiologically Relevant Drug Responses in Cancer Cells"的第 58 篇参考文献为"You, B.; Chen, E.X. J. Clin. Pharmacol. 2012, 52 (2), 128-155"。该参考文献发表在期刊 *The Journal of Clinical Pharmacology* 上，可以通过 Wiley 在线数据库的"CITATION SEARCH"功能实现文献的快速查找。

检索步骤：①在 Wiley 在线数据库主页的浏览界面区，选择"ADVANCED SEARCH"；②选择"CITATION SEARCH"；③在"Journal"框输入"*The Journal of Clinical Pharmacology*"；④在下面的 Year、Volume、Issue 和 Page 检索框中分别输入数字"2012、52、2 和 128"（也可以选择其中某几个检索框），检索参数界面如图 4-6 所示；⑤点击"SEARCH"按钮，检索结果如图 4-7 所示。

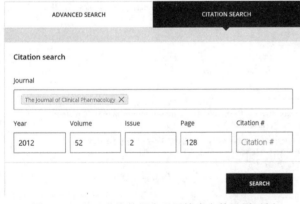

图 4-6　Wiley 在线数据库引用检索参数设置示例

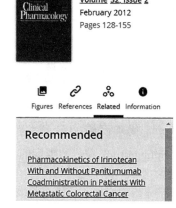

The Journal of

Clinical Pharmacology
Official Publication of the American College of Clinical Pharmacology

Volume 52, Issue 2
February 2012
Pages 128-155

🔓 Full Access

Anti-EGFR Monoclonal Antibodies for Treatment of Colorectal Cancers: Development of Cetuximab and Panitumumab

Dr Benoit You MD, Dr Eric X. Chen MD, PhD ✉

First published: 07 March 2013 | https://doi.org/10.1177/0091270010395940 | Citations: 22

Figures References Related Information

Recommended

Pharmacokinetics of Irinotecan With and Without Panitumumab Coadministration in Patients With Metastatic Colorectal Cancer

Read the full text ❯   🖹 PDF   🔧 TOOLS   ≪ SHARE

图 4-7　Wiley 在线数据库引用检索检索结果示例

（五）与本研究相关的链接

通过某特定研究相关的链接，检索人可以快速查询该研究中作者发表的其他文献以及与本研究相关的部分文献。

以上文检索到的文献"Anti-EGFR Monoclonal Antibodies for Treatment of Colorectal Cancers: Development of Cetuximab and Panitumumab"为例，查询与本研究相关的链接。如图 4-8 所示，可以通过"References"按钮，快速查询本论文引用的所有文献；通过"Citations"右侧数字对应的链接，快速查询 CrossRef 数据库收录的引用了该文献的其他文献；通过"Related"按钮，查询与本研究内容相近的文献；通过点击相关作者的名称，可以查询该文献作者发表的其他相关文献。

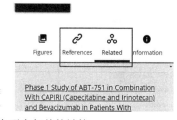

Anti-EGFR Monoclonal Antibodies for Treatment of Colorectal Cancers: Development of Cetuximab and Panitumumab

Dr Benoit You MD, Dr Eric X. Chen MD, PhD ✉

First published: 07 March 2013 | https://doi.org/10.1177/0091270010395940 | Citations: 22

≡ SECTIONS   🖹 PDF   🔧 TOOLS   ≪ SHARE

Figures References Related Information

Phase 1 Study of ABT-751 in Combination With CAPIRI (Capecitabine and Irinotecan) and Bevacizumab in Patients With

图 4-8　Wiley 在线数据库针对单篇文献提供的与本研究相关的链接

第二节　Springer 数据库

Springer 是世界上最大的科技出版社之一。该出版社创办于 1842 年，最早专注于政治著作、青春文学、农业和林业、药学，以及工程学。Springer 以出版学术性出版物而著称，也是最早将纸质期刊文献电子化的出版公司。SpringerLink 在线数据库是 Springer 建立的电子全文期刊检索平台，为读者提供杂志、书籍、丛书、操作方案和参考工具书的检索服务。该平台目前收录了大约 792 万篇文章（Articles）、486 万书籍章节（Chapters）、131 万篇会议论文（Conference Papers）、67 万本参考工具书（Reference Work Entries）、6.6 万个操作规程（Protocols）和 298 段视频（Videos）。在该平台收录的 3779 种电子期刊中，包括 3449 种英文期刊、217 种德文期刊，以及少量荷兰语等语言的期刊。SpringerLink 在线数据库根据收集的文献资源所涉及的学科范围，可划分为 24 个学科，分别是：生物医学、商务管理、化学、计算机科学、地球科学、经济学、教育学、工程学、环境科学、地理学、历史学、法律学、生命科学、文学、材料科学、数学、医学与公共卫生、药学、哲学、物理学、政治学与国际关系学、心理学、社会科学和统计学。其收录的绝大部分文献可从期刊第 1 卷的第 1 期开始提供，部分文献甚至可追溯至 1850 年之前，如期刊

The Dublin Journal of Medical and Chemical Science（《都柏林医学与化学科学杂志》）的访问年限远至 1832 年。

<h1 style="text-align:center">一、检索方式</h1>

SpringerLink 在线数据库为检索人提供了多种不同类型的选项，能够对其收录的期刊、书籍和实验室操作方案等资源方便地进行检索。对于得到的检索结果，检索人可根据不同特点进行排序：①匹配度或者相关性由强到弱（默认排序方式）；②文献的发表日期。

（一）基本检索

SpringerLink 在线数据库的大部分网页都提供基本检索功能，具备检索限定，可进行布尔逻辑运算。

基本检索举例：检索有关表皮生长因子受体抑制剂的相关文献。

检索步骤：①在 SpringerLink 在线数据库主页的基本检索框中输入"EGFR inhibitor"；②点击检索按钮，检索结果如图 4-9 所示。从图 4-9 中可以看到，共得到 45 361 条记录，其中包括 32 525 篇期刊文献、10 135 篇书籍章节、1518 个参考工具书和 556 个实验操作规程等。

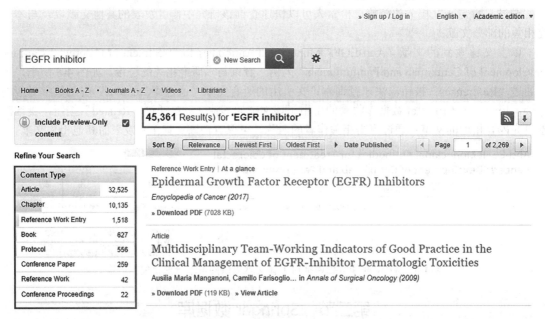

图 4-9　SpringerLink 在线数据库基本检索检索结果示例

（二）高级检索

SpringerLink 在线数据库的高级检索功能提供了简单明了的逻辑检索选项，检索人可通过数字对象唯一标识符（DOI），作者（Author），精确词组（Exact phrase）等选项，将检索结果限定在特定的出版物或者出版时间范围内，其检索界面如图 4-10 所示。高级检索的检索框选项具体包括：检索结果必须包含检索框中的所有内容（"with all of the words"）、检索结果必须精确匹配检索框中的词组（"with the exact phrase"）、检索结果必须含有检索框中的最少一个单词（"with at least one of the words"）、检索结果中不能含有检索框中的任何一个单词（"without the words"）、检索结果的标题必须含有检索框中的内容（"where the title contains"）、检索结果的作者或者编辑必须是检索框中的作者或编辑（"where the author/editor is"），以及检索结果发表的时间（"Show documents published"）等 7 个检索选项。

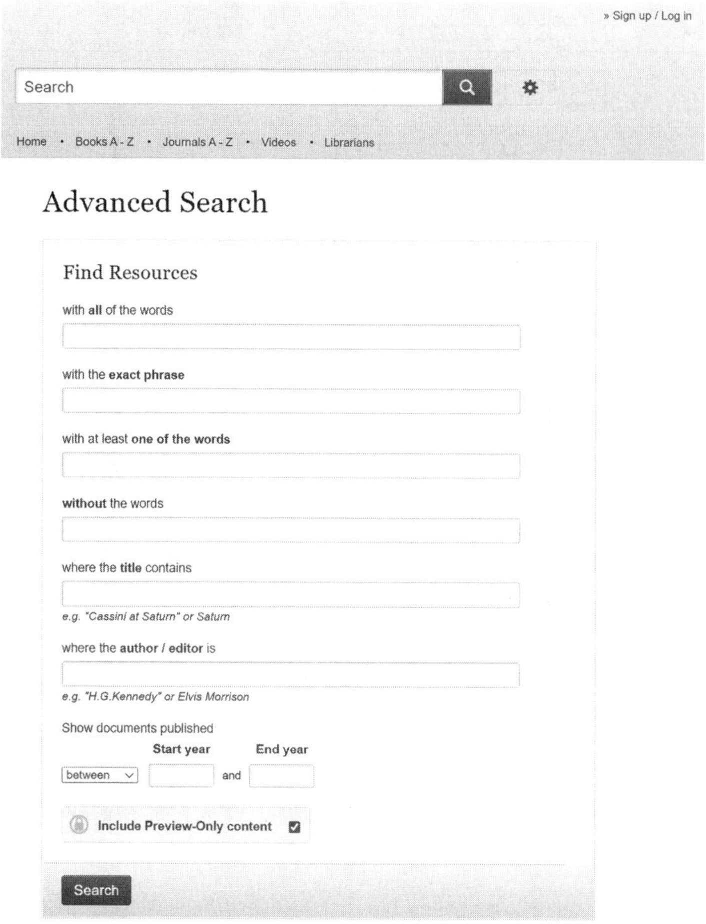

图 4-10　SpringerLink 在线数据库高级检索界面

二、检索技巧

（一）减少检索结果

1. 通过访问权限筛选检索结果　在系统默认情况下，检索结果不考虑检索人是否具有访问权限。如果检索人只想看到具有访问权限的检索结果，可在检索结果中取消选中"包含只有预览权限内容"（"Include Preview-Only Content"）选项，然后就可以只看到具有访问权限的检索结果。如图 4-11 所示，在检索框输入"EGFR inhibitor"，点击检索按钮，在 SpringerLink 在线数据库中共检索到 45 361 条记录。取消勾选"Include Preview-Only content"，可以看到有 40 140 条检索人拥有访问权限的检索结果，其中检索结果下方还显示了 5221 条检索人只具有预览权限的检索结果（图 4-12）。

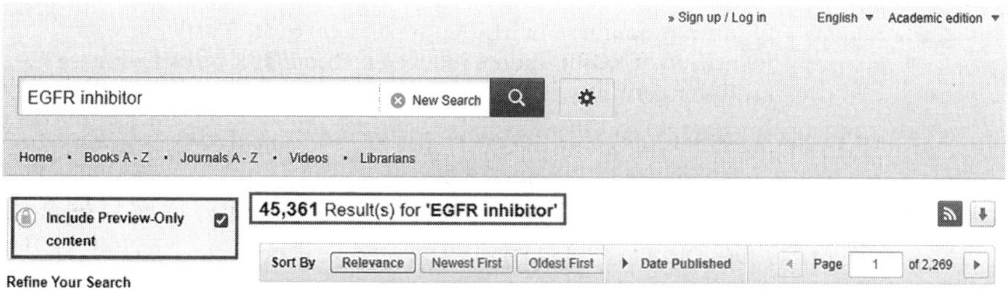

图 4-11　SpringerLink 在线数据库检索结果示例

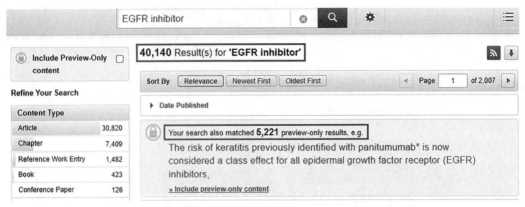

图 4-12　SpringerLink 在线数据库通过访问权限减少检索结果

2. 通过检索面框筛选检索结果　检索面框在检索结果界面的左侧显示，包含了检索结果的众多信息。例如，内容类型（"Content Type"），其中包含文章、章节、工具书和操作规程等；学科类型（"Discipline"），其中包含医学、生命科学、化学和工程学等不同学科；分支学科（"Subdiscipline"），其中包含细胞生物学、植物科学、动物科学等不同分支学科；语言（"Language"），其中包含英语、德语、法语、荷兰语以及西班牙语等不同语言类型。上述提到的学科类型、分支学科和语言分类三部分，还可以通过点击"查看全部"（"see all"）选项，从而从所有分类结果中选择特定的检索结果。

以上述的"EGFR inhibitor"检索结果为例，通过设置检索面框中的参数，优化检索结果。内容类型选择"Article"，学科类型选择"Medicine & Public Health"，分支学科选择"Pharmacology/Toxicology"，语言选择"English"，最终检索得到 1680 条检索人拥有访问权限的文献信息，另外还有 536 条检索人只具有预览权限的文献信息，如图 4-13 所示。

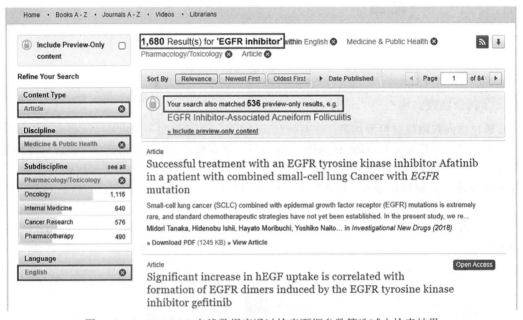

图 4-13　SpringerLink 在线数据库通过检索面框参数筛选减少检索结果

3. 通过出版日期筛选检索结果　在检索结果界面，检索人还可通过出版日期优化检索结果。有两种检索选择，一种是选择某个时间区间范围内的检索结果"between"，另一种是选择某一年份的检索结果"in"。

（二）语言和词干

根据检索人选择的界面语言，以及在检索框中输入的检索标识，SpringerLink 在线数据库的检索结果将会包括所有符合该词汇词干的文献。例如，如果检索人选择英语作为界面语言，在检索框中输入 "running"，在最终的检索结果中，含有 "runner"、"run"、"ran" 等词汇的文献都会被输出为检索结果。需要注意的是，改变界面语言会改变语言词干，从而改变检索结果。

（三）短语匹配

检索人可在检索框中输入多个检索词，每个词干都加引号，输出的检索结果将含有所有的词干或者词干变体，并且检索结果的排序方式与检索框中检索词的输入顺序相同。

（四）运算符

1. 运算符 "OR"（不区分大小写）或者 "|" 检索结果中至少含有一个检索框中的词汇。例如，在检索框中输入 "wheat OR maize"，SpringerLink 在线数据库中含有 "wheat"、"maize" 以及同时含有 "wheat" 与 "maize" 的文献均会被输出为检索结果。

2. 运算符 "NOT"（不区分大小写） 检索结果中不包含检索框中 "NOT" 后面的词汇。例如，在检索框中输入 "wheat NOT maize"，SpringerLink 在线数据库中含有 "wheat"，同时又不含有 "maize" 的文献才会被输出为检索结果。

3. 运算符 "AND"（不区分大小写）或者 "&" 检索结果同时包含检索框中所有的词汇，这是 SpringerLink 在线数据库的默认检索模式。例如，为了检索 "evolutionary patterns of families" 的相关内容，检索人可在检索框中准确输入 "evolutionary AND patterns AND of AND families"。需要注意的是，SpringerLink 在线数据库不支持符号 "+" 和 "–"。

4. 运算符 "NEAR"（不区分大小写） 检索结果只包含检索框中 "NEAR" 左侧的检索词出现在距离 "NEAR" 右侧检索词十个单词以内的文献。例如，在检索框中输入 "system NEAR testing"，在 SpringerLink 在线数据库中，只有含有 "system"，并且 "system" 右侧 10 个单词以内含有 "testing" 的文献才会被输出为检索结果。同时，检索人可以通过在运算符 "NEAR" 之后输入反斜杠 "/"，并在 "/" 后输入一个数字，可以将两个检索词之间的单词间隔缩小到 10 个单词之内。例如，在检索框中输入 "information NEAR/4 systems"，SpringerLink 在线数据库中含有 "information" 检索词，并且 information" 检索词右侧 4 个单词内含有 "systems" 单词的文献，才会被输出为检索结果。

5. 运算符 "ONEAR"（不区分大小写） 检索框中 "ONEAR" 左右两侧的检索词同时出现在检索结果中，两侧检索词出现在文献中相邻的位置，并且两侧检索词在文献中出现的顺序与检索框中检索词的输入顺序相同。

（五）优先级

在 SpringerLink 在线数据库的默认检索模式下，检索框中的两个单词不含有运算符时，默认为 "AND" 运算符。如果在检索框中输入了多个运算符，SpringerLink 在线数据库将会按照 "NOT"、"OR" 以及 "AND" 的顺序进行检索。此外，SpringerLink 在线数据库检索框中含有运算符时，只识别运算符前后的单词。如果检索人希望将整个词汇以运算符方式进行检索，则整个词汇要加引号。例如，在检索框中输入 "plastic bottles OR water pollution"，系统将会按照 "plastic AND (bottles OR water) AND pollution" 的规则检索，而不是以 {"plastic bottles" OR "water pollution"} 的规则进行检索。

（六）通配符

1. 通配符 "*" 如果检索框中的检索词后面带有通配符 "*"，SpringerLink 在线数据库将会以任意数量的任意字母与检索词组成新单词，进而以这些新单词为检索词进行文献检索。只要文献中含有这些新单词中的任意一个单词，都会被输出为检索结果。例如，如果检索人在检索框中输入 "hea*"，SpringerLink 在线数据库会将所有以 "hea" 开头的单词（如 "head"、"heats"、"health"、"heated"、"heating" 等）作为检索词进行检索，检索结果中包含这些单词中的至少一个单词。需要注意的是，在检索时，当通配符 "*" 的前面最少有 3 个字母时，效果较好。

2. 通配符 "?" 如果检索框中的检索词中含有通配符 "?"，SpringerLink 在线数据库将会以任意一个字母代替 "?"，组成一系列新单词，进而进行文献检索。只要文献中含有这些新单词中的任意一个单词，都会被输出为检索结果。例如，如果检索人在检索框中输入 "hea?"，SpringerLink 在线数据库会将所有以 "hea" 开头，并只含有 4 个字母的单词（如 "head"、"heat"、"heal" 等）作为检索词进行检索，检索结果中包含这些单词中的至少一个单词。需要注意的是，当通配符 "?" 的前面最少有 3 个字母时，检索效果较好。

第三节　Nature 数据库

NPG 成立于 1999 年，其总部位于英国伦敦，旗下有很多在学术界有重大影响力的期刊。*Nature* 是 NPG 旗下最早的期刊，其创刊时间可追溯到 1869 年。一直到 1983 年，NPG 旗下的第二个期刊 *Nature Biotechnology* 才创刊。随后的 30 年时间内，NPG 创立了一系列期刊。2015 年，NPG 与 Springer 合并为 Springer Nature。

按照学科类型，Nature 在线数据库期刊可分为生物科学、地球与环境科学、保健科学、物理科学，以及科学共同体与社会学。按照期刊性质的不同，Nature 在线数据库期刊可分为：*Nature*、自然系列期刊、自然系列综述类期刊、自然·伙伴期刊、*Nature Communications*、*Nature Protocols*（《自然·协议》）、*Scientific Reports*（《科学报告》）、*Scientific Data*（《科学数据》）以及其他几十种期刊。其中，最为著名的便是 *Nature*，而 *Nature Communications* 和 *Scientific Reports* 是两种新近创刊的开放获取期刊。

在众多的期刊中，自然系列期刊和自然系列综述类期刊以其广泛的读者群而备受关注。其中，自然系列期刊包括：*Nature Africa*（《自然·非洲》）、*Nature Aging*（《自然·衰老》）、*Nature Astronomy*（《自然·天文学》）、*Nature Biomedical Engineering*（《自然·生物医学工程》）、*Nature Biotechnology*（《自然·生物技术》）、*Nature Cancer*（《自然·癌症》）、*Nature Cardiovascular Research*（《自然·心血管研究》）、*Nature Catalysis*（《自然·催化》）、*Nature Cell Biology*（《自然·细胞生物学》）、*Nature Chemical Biology*（《自然·化学生物学》）、*Nature Chemistry*（《自然·化学》）、*Nature Climate Change*（《自然·气候变化》）、*Nature Computational Science*（《自然·计算机科学》）、*Nature Digest*（《自然·消化学》）、*Nature Ecology & Evolution*（《自然·生态与进化》）、*Nature Electronics*（《自然·电子学》）、*Nature Energy*（《自然·能源》）、*Nature Food*（《自然·食品》）、*Nature Genetics*（《自然·遗传学》）、*Nature Geoscience*（《自然·地球科学》）、*Nature Human Behaviour*（《自然·人类行为学》）、*Nature Immunology*（《自然·免疫学》）、*Nature India*（《自然·印度》）、*Nature Italy*（《自然·意大利》）、*Nature Machine Intelligence*（《自然·机器智能》）、*Nature Materials*（《自然·材料学》）、*Nature Medicine*（《自然·医学》）、*Nature Methods*（《自然·方法学》）、*Nature Microbiology*（《自然·微生物学》）、*Nature Nanotechnology*（《自然·纳米技术》）、*Nature Neuroscience*（《自然·神经科学》）、*Nature Photonics*（《自然·光子学》）、*Nature Physics*（《自然·物理学》）、*Nature Plants*（《自然·植物》）、*Nature Structural and Molecular Biology*（《自然·结构与分子生物学》）、*Nature Sustainability*（《自然·可持续发展》）、*Nature Synthesis*（《自然·合成》），以及 *Nature Water*（《自然·水》）等。

自然系列综述类期刊包括：*Nature Reviews Bioengineering*（《自然综述·生物工程》）、*Nature Reviews Cancer*（《自然综述·癌症》）、*Nature Reviews Cardiology*（《自然综述·心脏病学》）、

Nature Reviews Chemistry（《自然综述·化学》）、*Nature Reviews Clinical Oncology*（《自然综述·临床肿瘤学》）、*Nature Reviews Disease Primers*（《自然综述·疾病导论》）、*Nature Reviews Drug Discovery*（《自然综述·药物发现》）、*Nature Reviews Earth & Environment*（《自然综述·地球与环境》）、*Nature Reviews Endocrinology*（《自然综述·内分泌学》）、*Nature Reviews Gastroenterology and Hepatology*（《自然综述·肠胃病学与肝脏病学》）、*Nature Reviews Genetics*（《自然综述·遗传学》）、*Nature Reviews Immunology*（《自然综述·免疫学》）、*Nature Reviews Materials*（《自然综述·材料学》）、*Nature Reviews Methods Primers*（《自然综述·方法导论》）、*Nature Reviews Microbiology*（《自然综述·微生物学》）、*Nature Reviews Molecular Cell Biology*（《自然综述·分子细胞生物学》）、*Nature Reviews Nephrology*（《自然综述·肾脏病学》）、*Nature Reviews Neurology*（《自然综述·神经病学》）、*Nature Reviews Neuroscience*（《自然综述·神经科学》）、*Nature Reviews Physics*（《自然综述·物理学》）、*Nature Reviews Psychology*（《自然综述·心理学》）、*Nature Reviews Rheumatology*（《自然综述·风湿病学》），以及 *Nature Reviews Urology*（《自然综述·泌尿学》）。

Nature 在线数据库网站首页提供两种浏览模式：根据期刊名称进行浏览（Journals A-Z index），以及根据学科范围进行浏览（Articles by subject）。Nature 在线数据库检索方式可分为基本检索和高级检索。

一、基本检索

在 Nature 在线数据库首页的检索框中输入检索标识，直接进行文献检索即可。在检索结果中，可以按照 "Journal"（期刊）、"Article type"（文章类型）、"Subject"（学科）、"Date"（出版日期）进行筛选。同时，也可根据相关性和出版时间对检索结果进行排序。

基本检索举例：在 Nature 在线数据库检索表皮生长因子受体抑制剂的相关文献。

检索步骤：在检索框中输入 "EGFR inhibitor"，然后点击 "Search" 按钮，检索结果如图 4-14 所示。从图 4-14 中可以看到，共得到 11 769 条与 EGFR inhibitor 相关的文献。为了提高检索准确度，可以通过 "Article type"、"Journal" 和 "Date" 等条件对检索结果进行精炼。如图 4-15 所示，在所有的 11 769 条检索记录中有研究论文、综述、评论与观点、新闻和研究热点等十几种文献类型，可以根据检索需要，勾选相关类型，提高检索精准度。

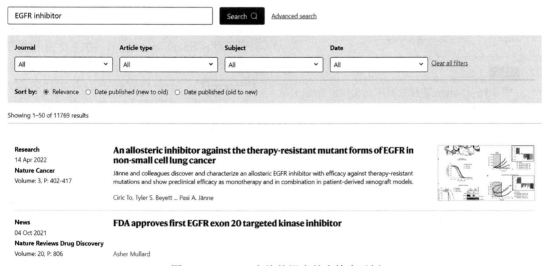

图 4-14　Nature 在线数据库基本检索示例

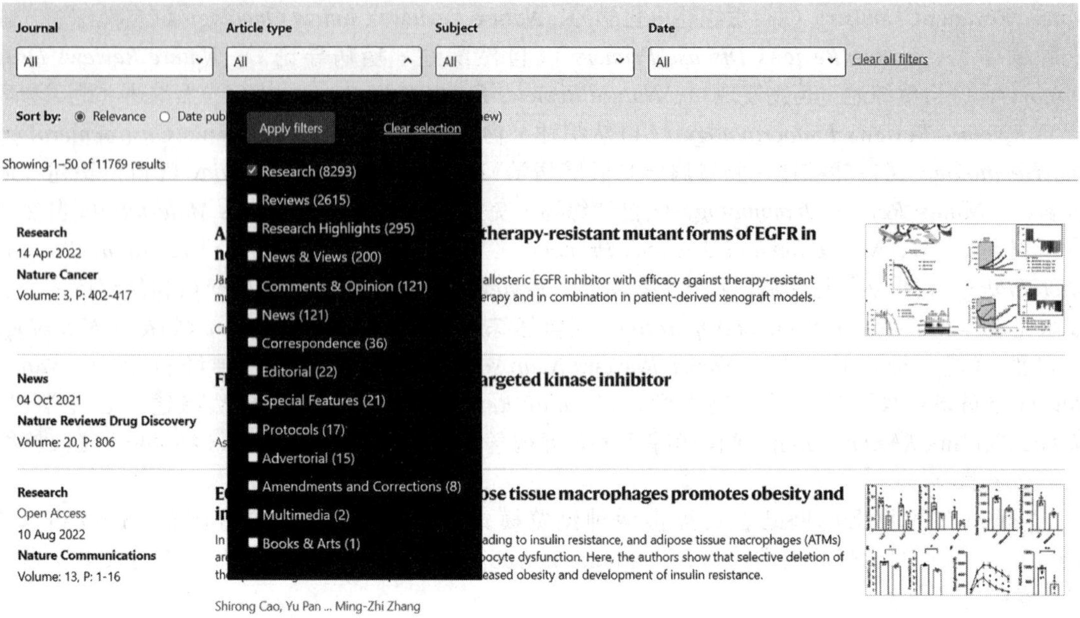

图 4-15 Nature 在线数据库基本检索结果筛选示例

二、高级检索

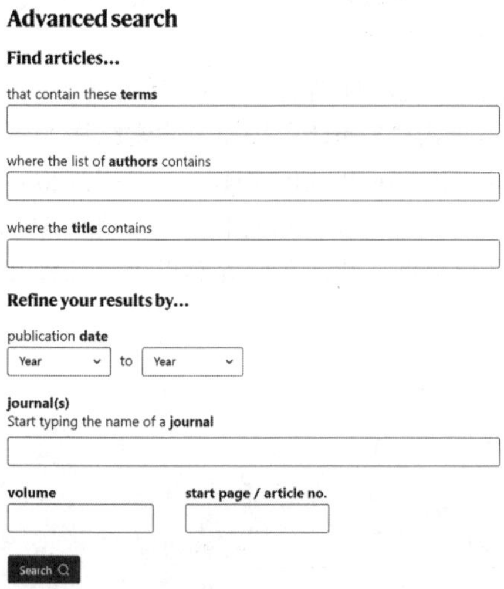

图 4-16 Nature 在线数据库高级检索界面

Nature 在线数据库高级检索界面如图 4-16 所示，检索条件分为以下几部分内容：①科学术语检索框（"that contain these terms"）。在该检索框中输入的相关科学名词和术语将会被用于检索。②作者名字检索框（"where the list of authors contains"）。在该检索框中输入相关研究者的姓名后，只有该作者发表的文献会被检索。③文献标题检索框（"where the title contains"）。在该检索框中输入相关内容之后，只有标题中含有这些内容的文献才会被检索。④出版日期（"publication date"）。通过设定相应的时间期限限定所检索的文献。⑤期刊名称（"journal"）。在该检索框中输入期刊名称之后，只会显示目标期刊中的检索结果。⑥卷（"volume"）、文章首页（"start page"）或者文章序号（"article no."）。

高级检索举例：在 Nature 在线数据库利用高级检索功能检索作者为 Carlo M Croce 发表的关于吉非替尼（gefitinib）的文献。

检索步骤：在 Nature 在线数据库首页点击 "advance search"，在文献标题检索框输入 "gefitinib"，在作者姓名检索框输入 "Carlo M Croce"，点击 "Search" 按钮，检索结果如图 4-17 所示。从图 4-17 中可看到，共检索到 3 条相关记录。

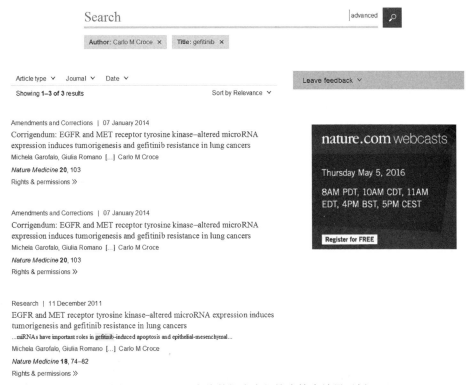

图 4-17 Nature 在线数据库高级检索检索结果示例

第四节 ACS 数据库

一、简　介

美国化学会（ACS）创始于 1876 年，是全世界历史最悠久的科技协会之一，全球拥有超过 16 万会员，其影响力和权威性受到化学界人士的认可和推崇。ACS 出版的期刊最早可回溯到 1879 年，涵盖有机化学、农业学、药物化学、材料学、食品科学等 24 个领域。ACS 出版的化学及相关学科期刊具有很高的质量。据 "Journal Citation Report"（JCR）统计，ACS 旗下期刊是化学领域被引用次数最多的期刊。此外，ACS 还出版多种纸本和电子版的化学教育期刊、新闻杂志和参考手册等。ACS 的在线数据库称为 ACS Publications，数据库主页如图 4-18 所示。

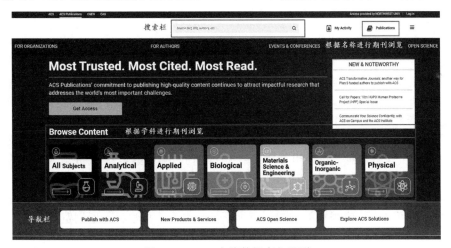

图 4-18 ACS 在线数据库主界面

<h1 style="text-align:center">二、特 点</h1>

ACS 在线数据库除可提供一般的浏览和检索功能外，还可在第一时间内在线刊发经作者授权、未正式出版的最新文献，具有很高的时效性。此外，ACS 在线数据库还具有文献订阅服务，读者可通过 E-mail 方便地了解 ACS 最新发表的期刊论文情况。ACS 在线数据库全文具有 HTML 和 PDF 两种格式供读者选择。

<h1 style="text-align:center">三、数据库使用</h1>

（一）期刊浏览

1. 期刊名称 A-Z ACS 在线数据库可按照期刊名称的首字母顺序进行期刊浏览。点击 ACS 在线数据库主页右上角的"Publications"按钮，即可查阅 ACS 在线数据库的所有期刊。点击所需查看期刊名称，如 *Journal of Medicinal Chemistry*，可查阅该期刊发表的最新文献（ASAP Articles）目录，还可通过分别点击"List of Issues"或"Current Issue"按钮，查阅该期刊所有文献或当期出版文献，如图 4-19 所示。

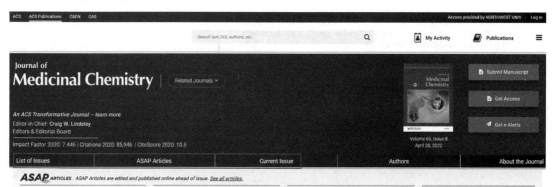

图 4-19 ACS 在线数据库期刊 Journal of Medicinal Chemistry 界面

2. 学科主题 ACS 在线数据库还可按照学科主题浏览期刊。点击 ACS 在线数据库主页右上角的"Publications"按钮，进入学科主题浏览界面，如图 4-20 所示。主题浏览界面共有 6 大类，分别为分析（"Analytical"）、应用（"Applied"）、生物学（"Biological"）、材料科学和工程（"Materials Science & Engineering"）、有机-无机（"Organic-Inorganic"）以及物理（"Physical"）。每个大类下面有数量不同的期刊，例如，"Applied"大类下收录了 48 种期刊。

（二）检索

ACS 在线数据库提供快速检索（Quick Search）、引用检索（Citation Search）、学科主题检索（Subject Search）和高级检索（Advanced Search）4 种检索方式。

1. 快速检索 ACS 在线数据库默认检索方式为快速检索，在检索框中直接输入检索标识，点击检索按钮即可完成检索。例如，检索文摘中包含"drug delivery systems"的文献，共得到 71 734 条记录，结果如图 4-21 所示。

2. 引用检索 点击检索框空白处，出现如图 4-22 所示检索界面。如检索人已详知文献的期刊名、卷号和起始页码等信息，可使用下拉菜单选择期刊名称（图 4-23），并输入文献的卷号和起始页码，再点击右侧的检索按钮，即可完成检索。

3. 学科主题检索 在 ACS 在线数据库主页即包含如图 4-24 所示列表，通过点击相应的学科主题类别，即可进入相应类型的文献浏览界面。操作方式与学科主题浏览方式相同，此处不再赘述。

CONTENT TYPES

All Types >

Journals

Books and Reference

News

SUBJECTS

- [ ] Analytical
- [x] Applied
- [ ] Biological
- [ ] Materials Science & Engineering
- [ ] Organic-Inorganic
- [ ] Physical

ACS Agricultural Science & Technology

ACS Applied Bio Materials

ACS Applied Electronic Materials

ACS Applied Energy Materials

ACS Applied Materials & Interfaces

ACS Applied Nano Materials

ACS Applied Polymer Materials

ACS Bio & Med Chem Au

ACS Biomaterials Science & Engineering

ACS Central Science

ACS Chemical Health & Safety

ACS Combinatorial Science

ACS Earth and Space Chemistry

ACS Energy Letters

ACS Engineering Au

ACS Environmental Au

ACS ES&T Engineering

ACS ES&T Water

ACS Food Science & Technology

ACS Infectious Diseases

ACS Materials Au

ACS Measurement Science Au

ACS Medicinal Chemistry Letters

ACS Nano

ACS Nanoscience Au

ACS Omega

ACS Organic & Inorganic Au

ACS Pharmacology & Translational Science

ACS Physical Chemistry Au

ACS Polymers Au

ACS Sensors

ACS Sustainable Chemistry & Engineering

ACS Synthetic Biology

Analytical Chemistry

Chemical Research in Toxicology

Crystal Growth & Design

Environmental Science & Technology

Environmental Science & Technology Letters

Industrial & Engineering Chemistry Research

Journal of Agricultural and Food Chemistry

Journal of Chemical & Engineering Data

Journal of Chemical Education

Journal of Chemical Information and Modeling

Journal of Chemical Theory and Computation

Journal of Medicinal Chemistry

Journal of Proteome Research

Molecular Pharmaceutics

Organic Process Research & Development

图 4-20 ACS 在线数据库学科主题浏览界面

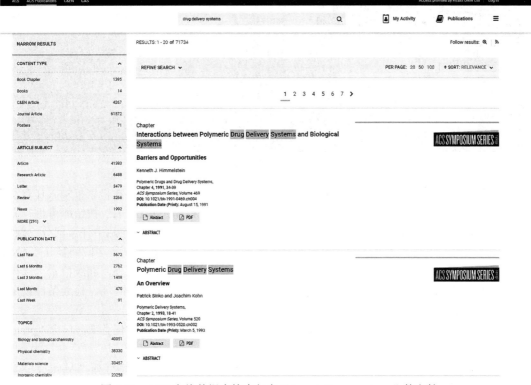

图 4-21 ACS 在线数据库检索包含"drug delivery systems"的文献

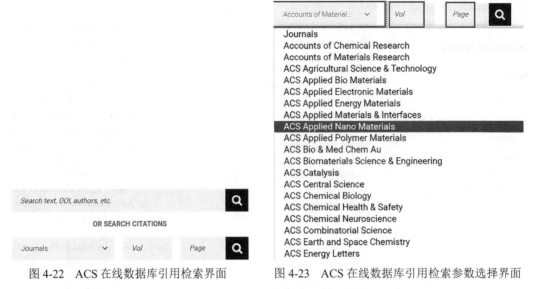

图 4-22　ACS 在线数据库引用检索界面　　　　图 4-23　ACS 在线数据库引用检索参数选择界面

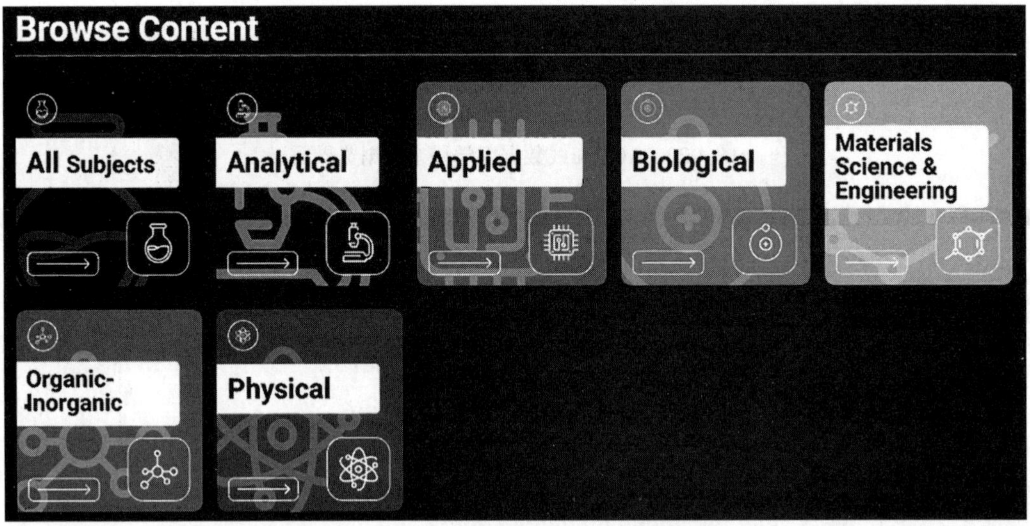

图 4-24　ACS 在线数据库学科主题检索列表

4. 高级检索　ACS 在线数据库主页没有提供高级检索的检索框，需要在检索框输入任意文字（如"drug delivery systems"），进入检索结果界面，点击"REFINE SEARCH"按钮即可进行高级检索，如图 4-25 所示。ACS 在线数据库的高级检索功能可提供"文中或网站中任意部分、题名、作者、文摘、图表标题"五种字段检索方式，并可同时设定多个检索字段，字段间默认"AND"逻辑组配关系。每个检索字段可设定多个关键词，并支持逻辑运算符。另外，高级检索可选择限定在某些特定期刊或学科范围内进行检索，并可限定访问权限和文献发表时间。检索条件设定完毕后，点击"Search"按钮，即可完成检索。

高级检索举例：检索文摘中包含"drug delivery systems"且全文或网站任意部分包含"protein"的文献。

检索步骤：①在第一个检索框中输入"drug delivery systems"，检索范围选择"Abstact"；②在第二个检索框中输入"protein"，检索范围选择"Anywhere"；③点击"Search"按钮，即完成检索。

共得到 6434 条记录（图 4-26），其中期刊论文 5983 篇，图书章节 117 篇，C&EN 档案文章 158 篇，墙报 18 篇。

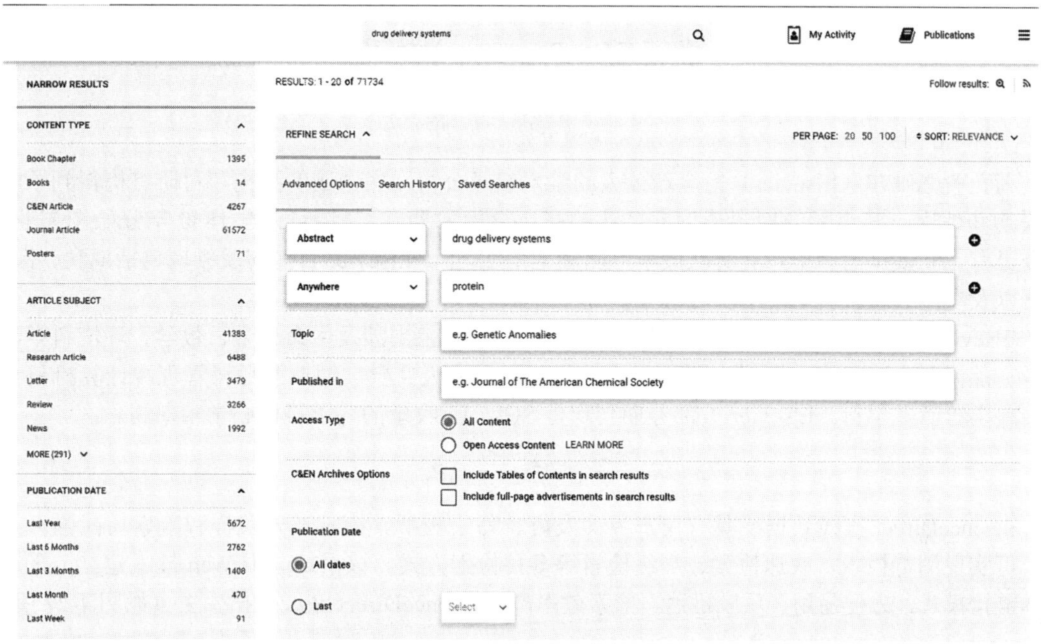

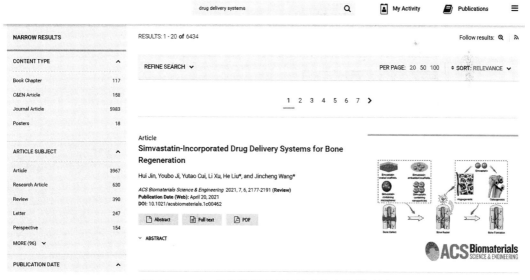

图 4-25 ACS 在线数据库高级检索界面

图 4-26 ACS 在线数据库高级检索检索结果示例

（三）检索结果处理

1. 检索结果显示方式 文献检索完成后，系统会显示全部检索结果，检索人可通过右上角的"SORT"按钮进行排序，排序方式包括"相关性"和"日期"，可通过点击相应按钮实现。此外，还可通过"PER PAGE"按钮修改每页显示的文献数目，可在每页显示"20"、"50"或"100"条记录。

2. 检索结果精炼　如果检索人只对部分文献感兴趣，可通过检索结果界面左侧的检索面框对检索结果进一步精炼。以图 4-26 所得到的检索结果为例，如果只对期刊论文感兴趣，可点击"CONTENT TYPE"中的"Journal Article"按钮，这时检索结果只显示类型为"Journal Article"的所有文献。

第五节　Elsevier 数据库

一、简　介

荷兰爱思唯尔（Elsevier）是全球最大的学术出版公司，在中国的高校和科研机构得到了广泛的采购和使用，其出版的期刊是世界公认的高质量学术期刊。Elsevier 自 1850 年开始图书业务，至今已有 170 多年的历史，其文献最早可回溯至 1823 年。Elsevier 目前涉及领域包括期刊、图书、专著以及参考书和教科书等多种出版物。

Elsevier 在线文献检索平台称为 ScienceDirect，学科范围涉及生命科学、数学、环境科学、物理学、能源科学、化学、医学、工程技术、材料科学、天文学、商业及经济管理、计算机科学和社会科学等诸多学科。Elsevier 大部分期刊均是 SCI、EI 收录的各学科核心学术期刊。

二、特　点

ScienceDirect 在线数据库具有用户界面友好、易于理解、检索方式多样和检索功能强大等特点，可实现浏览检索、快速检索、高级检索等多种检索方式。该系统基于 Web 技术建立，采用超文本链接模式，方便易用，反应迅速，检索效率高。ScienceDirect 在线数据库主页如图 4-27 所示。

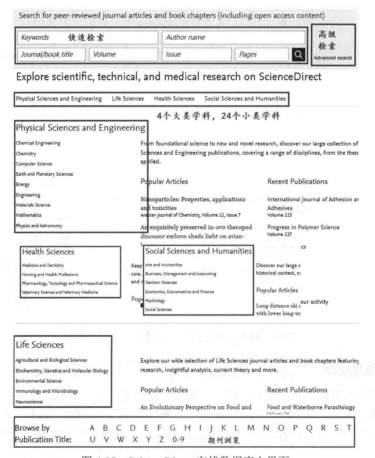

图 4-27　ScienceDirect 在线数据库主界面

三、检索方式

ScienceDirect 在线数据库提供三种检索方式，包括浏览检索、快速检索和高级检索。

（一）浏览检索

ScienceDirect 在线数据库提供两种浏览检索途径，包括按主题浏览（"Browse by Publication Subject"）和按期刊名称浏览（"Browse by Publication Title"），其中主题浏览在 ScienceDirect 在线数据库主页左侧，刊名浏览在数据库主页的底部（图 4-27）。

1. 主题浏览　ScienceDirect 在线数据库主题浏览界面共有 4 个大类学科，24 个小类学科，每个学科下又设若干二级学科。4 个大类学科分别为物理科学与工程（"Physical Sciences and Engineering"）、生命科学（"Life Sciences"）、健康科学（"Health Sciences"）、社会科学与人文科学（"Social Sciences and Humanities"）。点击任意学科，即可链接至该学科的相关期刊和图书列表，所有期刊或图书列表均按字母顺序排列。例如，点击 "Physical Sciences and Engineering" 学科下的 "Chemistry" 学科，右侧列表中点击刊名 Journal of Chromatography A（《色谱杂志 A》），即可链接至该期刊主界面。

2. 刊名浏览　ScienceDirect 在线数据库可按照刊名字母顺序浏览期刊或图书。单击 ScienceDirect 在线数据库底部期刊浏览区域的任意字母，则显示以该字母开头的相关期刊或图书列表，进一步选择相应的感兴趣条目，即可进入相应的期刊或图书主界面。例如，浏览期刊 Journal of Chromatography A，则需在字母 J 开头的期刊一览表中点击该期刊名称即可。

（二）快速检索

快速检索可检索字段范围包括关键词、作者、刊物名称、卷、期和页码。在相应的检索框中输入检索标识后，点击检索按钮即可完成检索。若输入多个检索词，数据库会默认对多个检索词进行 "AND" 运算。如检索人需进行精确检索，可将检索词置于双引号中进行检索。如检索某特定作者发表的文献时，应在作者检索框中键入作者的姓氏全拼并加上名字全称或名字首字母缩写后进行检索。

快速检索举例：检索关键词包含抗肿瘤药物的相关文献。

检索步骤：①在图 4-27 所示界面的第一个检索框中，输入 "Anticancer Drugs"；②点击检索按钮，即可完成检索。共得到 165 632 条记录，检索结果如图 4-28 所示。

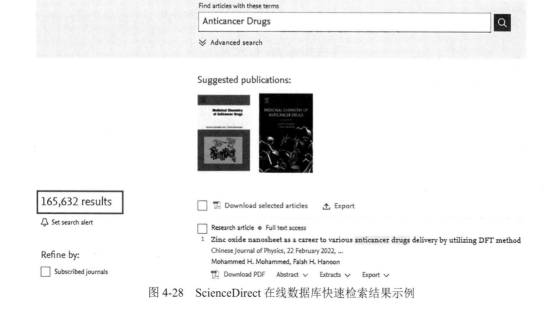

图 4-28　ScienceDirect 在线数据库快速检索结果示例

（三）高级检索

高级检索界面如图 4-29 所示，高级检索可对期刊或图书名称、发表年份、作者、作者单位、卷期、页码、题名/文摘/关键词、题名、参考文献、ISSN 或 ISBN 进行限定。

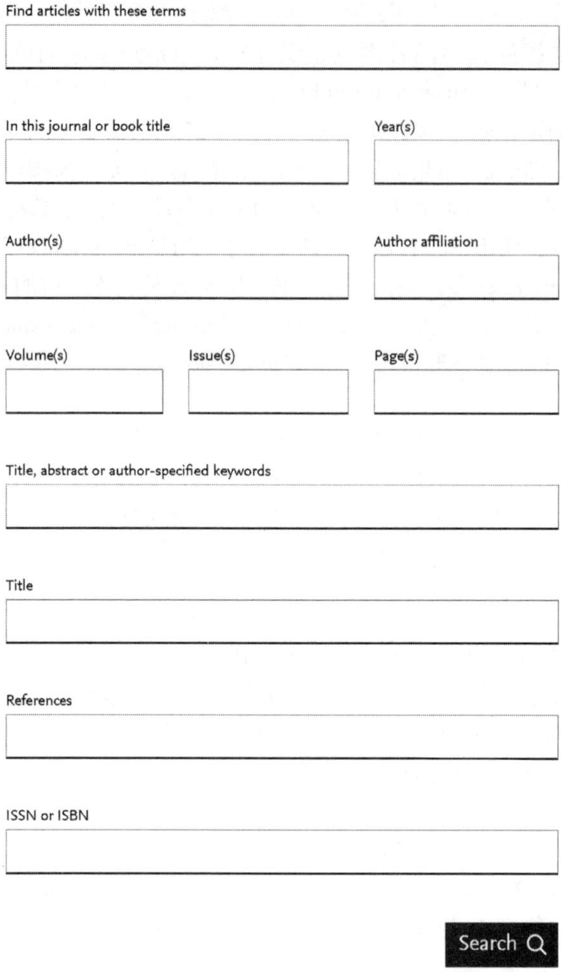

Find articles with these terms

In this journal or book title   Year(s)

Author(s)   Author affiliation

Volume(s)   Issue(s)   Page(s)

Title, abstract or author-specified keywords

Title

References

ISSN or ISBN

Search Q

图 4-29 ScienceDirect 在线数据库高级检索界面

四、检索结果处理

（一）检索结果显示方式

ScienceDirect 在线数据库检索结果默认排序方式为"按相关性排序"，此外还可按"日期"进行排序。每条记录显示文章题名、出处、作者信息、预览信息（包括摘要、图片摘要、研究亮点）、查看 PDF 格式全文和附属文件快速链接。每页显示文献数目可从检索结果界面底部的"Display"项进行修改，每页最多可显示 100 条记录。

（二）检索结果精炼

精炼检索结果可通过检索结果界面左侧的检索面框完成，可按照发表年份、文献类型、出版物名称、学科分类分别进行精炼，通过勾选左侧的方框，即可完成检索结果精炼。此外还可通过检索面框底部的访问权限类型对检索结果进行精炼，系统默认为"所有类型"（"All access types"），还可选择"开放获取与解密"（"Open access & Open archive"）。

第六节　RSC 数据库

一、简　　介

英国皇家化学会（RSC）成立于 1841 年，拥有 180 余年的发展历史。RSC 的宗旨是促进化学研究的发展与应用，传播化学知识。RSC 出版的期刊涉及化学生物学与医学、生物化学、分析化学、催化科学、环境化学、能源化学、食品化学、无机化学、普通化学、纳米科学、材料科学、有机化学、物理化学等学科领域。RSC 出版的期刊大部分被 SCI 收录，其被引频次仅次于 ACS 出版的化学类期刊。从 2004 年开始，RSC 自 1841 年至今出版的文献均可网上查阅。目前，国内已经有几十所高校参加了中国高等教育文献保障系统（China Academic Library & Information System，CALIS）全国文理文献信息中心组织的 RSC 数据库的联合订购活动，共可检索 52 种学术期刊。RSC 在线数据库主页如图 4-30 所示。

二、检索方式

RSC 在线数据库主要检索方式包括快速检索、高级检索和引用检索，并可提供期刊和图书的在线浏览功能。

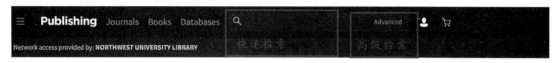

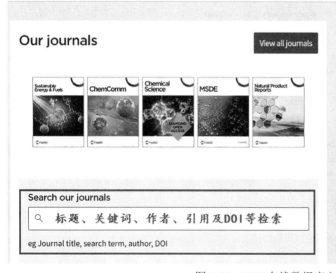

图 4-30　RSC 在线数据库主界面

（一）快速检索

在 RSC 在线数据库任何界面上端均可看到快速检索框。

检索举例：检索全文任何位置中包含抗肿瘤药物的相关文献。

检索步骤：①在检索框中输入"Anticancer Drugs"；②点击检索按钮，即可完成检索。共得到 18 206 条记录（图 4-31），其中包括期刊论文 17 056 条，图书章节 1150 个。

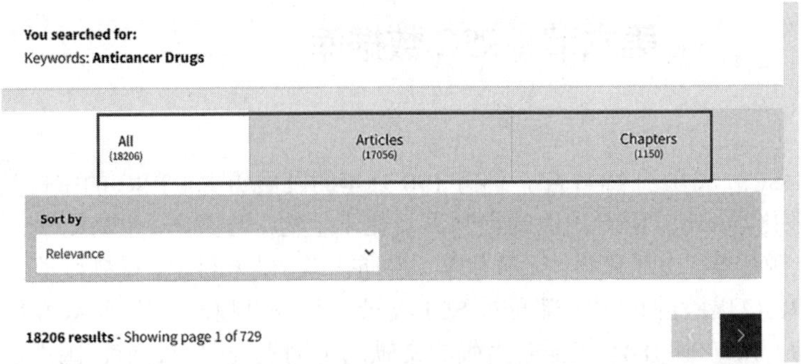

图 4-31　RSC 在线数据库快速检索检索结果示例

（二）高级检索

　　点击 RSC 在线数据库主页的"Advanced"按钮，即可进入高级检索界面（图 4-32）。高级检索的检索框选项包括：检索结果必须包含检索框中的所有内容（"with all of the words"）、检索结果必须精确匹配检索框中的词组（"with the exact phrase"）、检索结果必须含有检索框中的最少一个单词（"with at least one of the words"）、检索结果中不能含有检索框中的任何一个单词（"without the words"）。此外，检索人还可通过选择检索范围，包括所有 RSC 内容（"All RSC Content"）、期刊文章（"Journal Articles"）和图书章节（"Book Chapters"）进行限定，并可选择检索范围是否包含参考文献部分及发表时间范围。

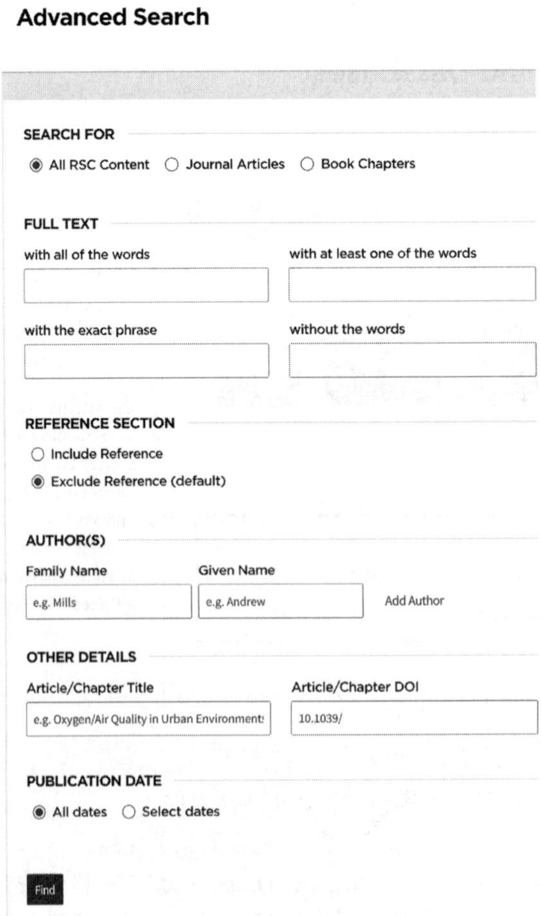

图 4-32　RSC 在线数据库高级检索界面

高级检索举例：检索题名中包含抗肿瘤药物且全文包含蛋白质的所有文献。

检索步骤：①在"with all of the words"中输入"protein"；②在"Article/Chapter Title"中输入"Anticancer Drugs"；③"Publication Date"选择"All Dates"；④点击界面底部左侧"Find"按钮，即可完成检索。如图 4-33 所示，共得到 251 条相关记录，其中包括期刊文章 248 篇，图书章节 3 个。此外，检索人还可根据检索结果右侧的检索面框对检索结果进行进一步精炼。

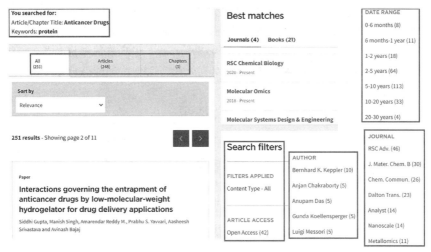

图 4-33　RSC 在线数据库高级检索检索结果示例

（三）引用检索

如果检索人明确知道所检索文献的作者姓名、论文/图书章节题目或 DOI 号，可进一步在高级检索界面底部的检索框中输入相应内容，进行精确检索。

案例 4-1

以"kinase inhibitor"为检索标识，在 Wiley、Springer、Nature、ACS、Elsevier 和 RSC 数据库中分别检索题目中含有"kinase inhibitor"的文献，从检索结果的数目、文献类型、期刊等角度，分析不同数据库的特点。

从检索数目的角度：Wiley 在数据库检索得到大约 5500 条结果（包括 5361 篇期刊文章和 100 本书籍），SpringerLink 在线数据库得到 835 条检索结果（包括 787 篇期刊文章和 30 本书籍），ACS 在线数据库得到 513 条检索结果（包括 510 篇期刊文章和 3 本书籍），Elsevier 的 ScienceDirect 在线数据库得到 12 058 条检索结果（包括 6499 篇期刊文章和 3532 篇会议摘要），RSC 在线数据库得到 228 条检索结果（包括 215 篇期刊文章和 13 本书籍）。相比之下，Nature 在线数据库得到了 53 000 多条检索结果，对结果分析后发现，虽然在高级检索里面设置了在"title"中检索相关的关键词，但是 Nature 在线数据库仍然匹配到大量"title"中不含有相应关键词的结果。因此，Nature 在线数据库的精准检索服务有待进一步提高。从文献类型的角度：ScienceDirect 在线数据库的检索结果中，大约 30% 的结果来自于会议摘要。与 ScienceDirect 在线数据库不同，其他数据库收录的绝大部分结果均为期刊论文，会议摘要数目极少。

从期刊的角度：Wiley 在线数据库的检索结果排名前三的期刊分别为 ChemInform（《化学信息》）、The FASEB Journal（《FASEB 杂志》）和 FEBS Letters（《FEBS 快报》）。SpringerLink 在线数据库的检索结果不显示期刊的统计信息。ACS 在线数据库的检索结果排名前三的期刊分别为 Journal of Medicinal Chemistry（《药物化学杂志》）、Biochemistry（《生物化学》）和 ACS Chemical Biology（《ACS 化学生物学》），其中大约 50% "kinase inhibitor"相关的文献发表在 Journal of Medicinal Chemistry。ScienceDirect 在线数据库检索结果排名前三的期刊分别为 Blood

（《血液》）、*Bioorganic & Medicinal Chemistry Letters*（《生物有机与药物化学快报》）和 *Journal of Biological Chemistry*（《生物化学杂志》）。RSC 在线数据库检索结果排名前三的期刊分别为 *MedChemComm*（《医学化学通讯》）、*Organic & Biomolecular Chemistry*（《有机与生物分子化学》）和 *RSC Advances*（《RSC 进展》），可以发现 RSC 数据库的很多期刊都接收"kinase inhibitor"相关的研究成果。Nature 在线数据库检索结果排名前三的期刊分别为 *Scientific Reports*、*Nature Communications* 和 *Oncogene*（《癌基因》），排名前 2 的均为综合性期刊。

　　通过上述分析可以发现，对于某一领域的研究，不同数据库的偏爱度差异较大，同时数据库中期刊的偏好性也有很大的差异。在文章投稿过程中，以相应关键词进行检索，理性分析不同数据库的结果（包括期刊、学科等信息），可以有效找到适合发表自己研究结果的目标期刊。

本 章 小 结

　　本章主要介绍了常用的英文全文数据库，包括 Wiley、Springer、Nature、ACS、Elsevier 和 RSC，并重点介绍了上述全文数据库的检索方式、检索技巧和检索结果精炼。读者可根据自己的研究方向和兴趣对相应的数据库进行选择使用。

思 考 题

1. 请利用六种外文数据库检索作者为"Qiao Xiaoqiang"的全部文献，并比较检索结果的差异。
2. 请简述全文数据库与文摘型检索工具的主要特点及异同点。
3. 你还熟悉哪些与药学相关的外文全文数据库？请列举。
4. 请找出在六种外文数据库中与药学相关的期刊信息，并归纳。
5. 在 Nature 在线数据库主页，以"extracellular vesicles"为关键词进行检索，找出发表文献数目最多的 5 个期刊，并归纳主要发表的文章类型及其学科分布情况。
6. 在 ScienceDirect 在线数据库主页，以"HDAC inhibitor"为关键词，检索 2022 年发表的"Research Articles"文献数目有多少？发表文章数目最多的 5 个期刊是什么？这些文章关联度最高的 5 个学科领域是什么？

（西北大学　边阳阳）

第五章　电子图书检索

PPT 课件

学习要求

1. 掌握超星数字图书馆和 NAP 的电子资源检索方法。

2. 熟悉药学各类相关工具书的基本内容。

3. 了解其他常用的中外文电子图书资源。

电子图书（electronic book，可简称为 E-Book）是一种新兴的图书形式，是一种数字资源。目前，国内学术界对电子图书的定义为："电子书代表人们所阅读的数字化出版物，从而区别于以纸张为载体的传统出版物，电子书是利用计算机技术将一定的文字、图片、声音、影像等信息，通过数码方式记录在以光、电、磁为介质的设备中，并借助于特定的设备来读取、复制和传输。"

电子图书由内容、阅读器和阅读软件三个要素构成。电子图书的内容一般由专门的网站组织而成，是以特殊的格式制作并可在有线或无线网络上传播的图书。电子书的阅读器包括计算机、手机以及专门的电子设备等。电子书的阅读软件有多种，例如，Microsoft Reader、超星阅读器（SSReader）等。可以看出，电子图书的形式多种多样，能够通过移动电子设备、电脑或其他浏览器显示和阅读的图书信息均可称为电子图书。

与传统的书籍相比，电子图书具有诸多优势：①获取与携带方便。只需使用很小的设备即可储存大量的文献信息，价格低廉。②使用方便，功能强大，易于检索与互动，使阅读更个性化。③内容多元化，形式多样化。电子书内容可包含文字、图像、声音和影像等多种信息，亦能以多媒体影音资料的形式呈现。④发行迅速。高速传播的互联网信息使作者可省去出版和发行流程，个人出版亦成为可能。

目前国内最常用的电子图书检索系统包括超星数字图书馆、方正 Apabi 数字图书馆和书生之家数字图书馆。每个图书馆都有大量的数字化资源可供读者选择。国外的一些电子图书系统，如 NAP、BookZZ 等，也给广大读者带来了不少的便利。本章重点介绍超星数字图书馆和 NAP。此外，简要介绍了部分药学相关的参考工具书。

第一节　超星数字图书馆

一、简　　介

超星数字图书馆是国家"863"计划示范工程项目，是目前世界上最大的中文在线数字图书馆，成立于 1993 年，于 2000 年 1 月在互联网上正式开通。它收录了自 1977 年以来的 150 多万种电子图书，涉及哲学、宗教、社科总论、经典理论、民族学、经济学、自然科学总论、计算机、工业技术和医学等 50 多个学科门类，其信息量仍在持续增加和更新中。

二、特　　点

超星数字图书馆依托集成的海量信息资源和云服务共享体系，为检索人提供了资源搜索与获取、自助借阅管理和信息服务定制的一站式解决方案，具有以下特点与技术优势。

（一）集成性，便于一站式检索

超星数字图书馆应用元数据整合技术实现了与图书馆联机公共检索目录系统（online public access catalog，OPAC）的集成，实现了馆内外的中外文图书、期刊、报纸、学位论文等各类文献的集成化整合，为检索人提供了馆藏文献的检索和自助服务，便于检索人享受在移动终端上进行资源的一站式全搜索和全文获取等服务。

（二）移动性

以无线网络技术为支撑的超星数字图书馆使检索人不再仅仅依赖于计算机，可通过各种移动设备终端进行访问，提高了服务效率。此外，超星数字图书馆还充分考虑到手机阅读的特点，专门提供了 3 万多本 ePub（electronic publication）电子图书和 7800 多万篇报纸全文，以供手机用户使用。

（三）云服务共享

超星移动数字图书馆依赖功能强大的云共享服务体系，可提供 24 小时文献传递服务，无论是期刊文献还是电子图书，均可方便地通过邮箱接收到全文。目前，系统对接文献云共享服务的区域和行业联盟已达到 78 个，加入的图书馆已有 723 家。在 24 小时内，中文文献传递请求的满足率可达 96% 以上，外文文献满足率可达 85% 以上。

（四）互动性

超星移动数字图书馆的移动终端具有双向交互功能，检索人除可在超星移动图书馆中自主选择所需资源外，还可使用数字移动设备进行在线建议和咨询，实现了检索人和图书馆的实时在线交流。这标志着图书馆服务水平的又一大提升，更加展现了图书馆"以读者为中心"的理念。

三、超星数字图书馆使用方法

超星数字图书馆为检索人提供了三种服务方式：①登录超星公众服务主页，通过超星数字图书馆超星读书卡会员站点为读书卡会员提供服务；②通过 IP 限定的服务网站为机构团体提供服务；③通过超星数字图书馆教育网镜像站点为高校团体用户提供镜像服务。本节分别介绍超星数字图书馆教育网镜像服务与超星公众服务。

（一）教育网镜像服务

通过 IP 限定的服务网站和教育网镜像站点可以从"汇雅电子图书"访问超星数字图书馆，并通过分类检索、普通检索和高级检索查找、阅读和下载图书内容。数据库包含了两种格式的电子书："超星汇雅电子书"和"超星书世界电子书"。①"超星汇雅电子书"目前馆藏总量 150 万种，涵盖中图法 22 个大类，每年新增图书超过 15 万种。超星汇雅电子书采用国家"863"数字图书馆示范工程的标准 PDG 格式，最大限度地保证了图书的原文原貌。同时，图书在网络传输中采用单页传送而不是整本传送技术，大大节约了读者看书的等待时间，同时也提高了图书的利用效率。读者可以根据自己的需要去选择图书当中的个别页码进行阅读。②"超星书世界电子书"是超星数字图书馆于 2014 年推出的纯文本电子书，目前拥有 12 万余册高质量的 ePub 电子书，每年新增 1 万种，是超星数字图书馆近年来出版的高清晰的图文混排精品电子书。全部图书为纯文本电子书，阅读体验好，同时支持 PC 和移动终端，适合移动阅读。

1. 汇雅电子图书检索

（1）分类检索：如果没有明确的检索目的或检索词，可以使用分类浏览查找所需图书。点击"汇雅电子图书"主页的"图书分类"（图 5-1），可浏览任意主题的图书分类目录。单击分类如"哲学、宗教"进入其下级子分类。分类目录右侧即显示该子分类下的图书信息列表，包括图书封面、书名、作者和中图分类号等简要信息（图 5-2）。每本书的书目信息下方还显示"阅读器阅读"、"PDF 阅读"等在线阅读方式选择按钮，并提供下载、纠错服务的链接。点击"PDF 阅读"可直接进行在线阅读。若选择"阅读器阅读"，需要在初次使用时进行超星阅读器的下载和安装，具体方法及功能将在后文详细介绍。

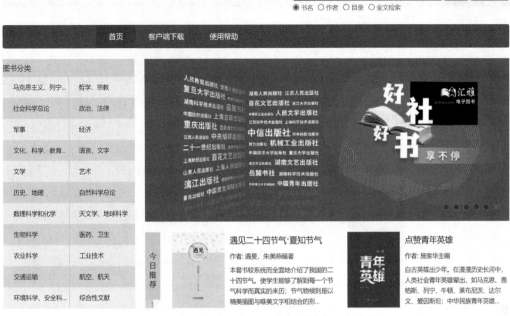

图 5-1　超星包库站点"汇雅电子图书"主界面

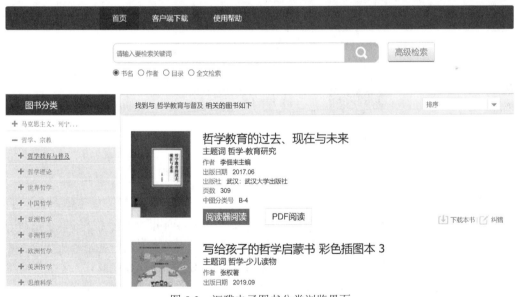

图 5-2　汇雅电子图书分类浏览界面

（2）普通检索：汇雅电子图书主页上方默认提供普通检索功能。在检索框中输入检索标识，点选检索选项（即限定检索词出现的字段范围），单击检索按钮便可进行图书查找。图 5-3 是输入"信息检索"后数据库返回的检索结果界面，包含了该 IP 限定机构所能阅读和下载的所有关于"信息检索"的汇雅电子图书。在此结果界面点击输入框右侧出现的"二次检索"按钮，便可在先前的结果列表中进行二次检索筛选。本例中，在图 5-3 的检索框中输入"药学"为二次检索标识，数据库即在"信息检索"的相关图书中筛选有关"药学"的结果，得到图 5-4 的图书检索列表。

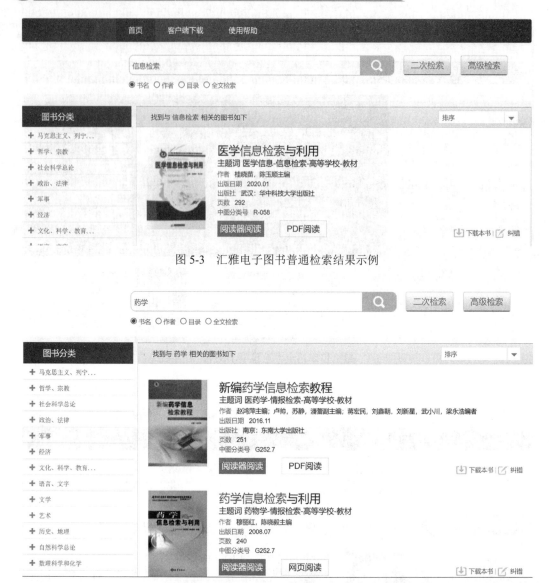

图 5-3 汇雅电子图书普通检索结果示例

图 5-4 汇雅电子图书二次检索结果示例

案例 5-1

　　某次检索实践中，根据要求，学生需要在汇雅电子图书数据库中查找由徐叔云主编的有关"临床药理学"的图书。学生 A 在检索框中输入"药理学"，点击书名进行普通检索，数据库返回 370 多条书名包含"药理学"的检索结果，学生 A 逐条浏览，查找目标书目。学生 B 在检索框中输入"临床药理学"，点击书名进行普通检索，之后在结果界面中的输入框中再次输入"徐叔云"，点击作者，进行二次检索，查找目标书目。学生 C 在检索框中输入"临床药理学"，点击高级检索，在高级检索检索框中再次输入书名和作者，查找目标书目。学生 D 在检索框中输入"徐叔云"，点击作者进行普通检索。

　　问题：

　　1. 哪位同学的检索方式最符合本次实践要求？

　　2. 请分析四种检索方式的优缺点。

案例分析讨论

四位同学选择了四种不同的检索方法来完成本次实践。四种方法均为检索实践中的常用方法。本例中，明确要求查找由某作者编写的某本书目。学生 C 的检索方式最为快捷，能够精确找到匹配检索要求的结果。但汇雅电子图书数据库中的高级检索字段是精确匹配，检索结果的书名必须是"临床药理学"，书名包含其他字段的结果将被排除，检索结果精确但也相对较少，作者编写的其他临床药理学方面但书名并非严格是"临床药理学"的书目将被排除。学生 B 在普通检索框中输入"临床药理学"，是书名的模糊匹配，搜索结果如《口腔临床药理学》、《老年临床药理学》等也会被显示，在结果界面中输入作者名，进行二次检索，可以匹配到该作者有关临床药理学的所有书目。学生 A 的检索范围较大，优点是能够浏览药理学方向的相关所有书目，找到更多有用书籍，但完成检索要求耗时相对较长。学生 D 可以搜索到该作者编写的所有书目。

（3）高级检索：单击普通检索按钮右侧的"高级检索"，进入高级检索界面，如图 5-5 所示。可输入书名、作者、主题词等多个检索词，并可对图书出版年、分类、中图分类号等条件进行限定检索。汇雅电子图书检索系统使用的检索运算符包括：①"*"、"空格"：表示逻辑"与"；②"%"：通配符，代表一个或多个字；③"+"：表示逻辑"或"。

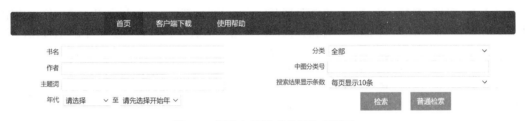

图 5-5 汇雅电子图书高级检索界面

2. 读秀图书频道 超星电子图书资源除了可通过上述方式访问外，也可通过读秀学术搜索的"图书"频道检索下载。读秀学术搜索主页如图 5-6 所示，可提供普通检索、高级检索、专业检索 3 种检索方式，具体内容不再赘述。

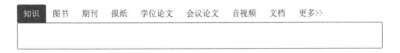

图 5-6 读秀学术搜索主界面

3. 超星阅读器的下载及安装 超星阅读器是超星公司针对电子图书资源的阅览、下载和版权保护而专门研制的专业阅读器，具有多种不同功能，方便读者使用。点击汇雅电子图书主页上方的"客户端下载"（图 5-7）。系统自动识别操作系统平台，并提供对应客户端的阅读器下载，有手机客户端和 PC 电脑客户端。

超星阅读器有注册功能，读者可不注册直接匿名阅读和下载，但是下载的图书只能在本机阅读。如需拷贝到其他机器进行阅读，需要在相应机器上使用下载时的用户名进行在线登录，且它的超星阅读器版本必须不低于下载图书时超星阅读器的版本。首次登录需先进行注册，按照提示填入个人信息，单击"提交"按钮即可。此时打开超星阅读器，点击阅读器左上角的图标，输入注册时设置的用户名和密码，即可登录个人账号（图 5-8）。

客户端下载

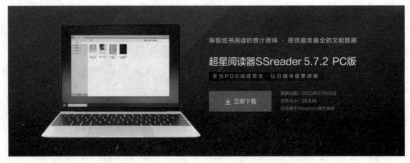

图 5-7　超星阅读器客户端下载界面

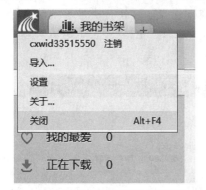

图 5-8　超星阅读器注册用户信息界面

进入超星阅读器的书籍阅览窗口（图 5-9），可使用多种阅览功能：①单击鼠标右键可缩放界面、自由翻页、添加书签、打印图书。利用添加书签功能可将当前界面信息添加到书签管理器中，以供将来调用，并可以对书签进行修改和删除等操作。也可点击阅读书籍界面上方左右两侧的■按钮，实现书签的快捷添加和管理。②文字识别。超星电子图书为 PDG 格式。选择工具栏上的文字识别按钮■，在所要识别的文字上画框即可，识别出的文字可进行复制并保存为 TXT 文本文档。③标注。单击工具栏的标注按钮■，在弹出的浮出工具栏中选择■按钮，在需要标注笔记的文本处输入文字即可（图 5-10）。单击■按钮，可以对目标文字作直线、曲线、椭圆、矩形标记，还可通过单击■按钮，设置直线等标记符号的颜色及透明度。若要删除以上笔记，

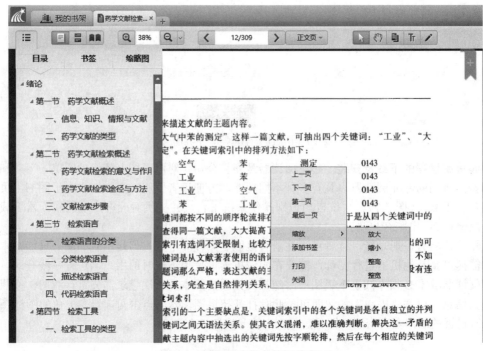

图 5-9　超星阅读器书籍阅览窗口

在笔记处单击鼠标右键，点击删除即可。④单击工具栏 按钮，可实现图书"单页"、"连续页"、"双页"的切换。此外，超星阅读器还可对所读图书发表评论、发表自己的文字，浏览互联网网页，采集整理网络资源，扫描资料等。

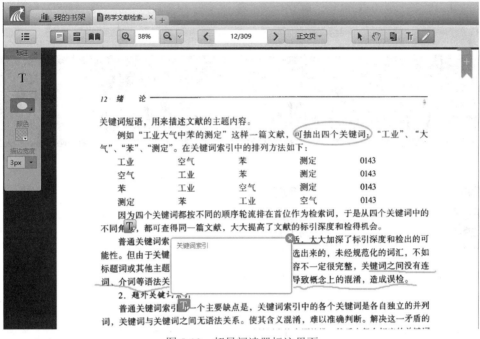

图 5-10　超星阅读器标注界面

（二）超星公众服务

　　除上述介绍的超星数字图书馆教育网镜像站点服务外，检索人还可登录超星公众服务主页。如图 5-11 所示，通过购买超星读书卡成为会员，即可访问平台的所有电子资源。超星公众服务也有部分免费图书和视频等可供读者阅读观看。点击图 5-11 中右上角的"超星读书卡会员"，即可进入超星数字图书馆主页，如图 5-12。点击"全部分类"，可按照"马克思主义、列宁主义、毛泽东思想、邓小平理论"，"环境科学、安全科学"，"航空、航天"，"政治、法律"，"工业技术"，"农业科学"，"生物科学"，"自然科学总论"，"数理科学和化学"，"历史、地理"，"交通运输"，"综合性图书"，"语言、文字"，"医药、卫生"，"天文学、地球科"，"文学"，"艺术"，"文化、科学、

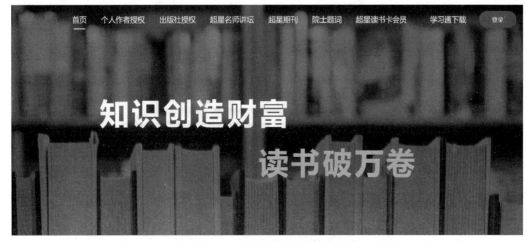

图 5-11　超星公众服务主界面

教育、体育","军事","经济","哲学、宗教"和"社会科学总论"等22大类分类浏览,每一类下还设有二级类目。

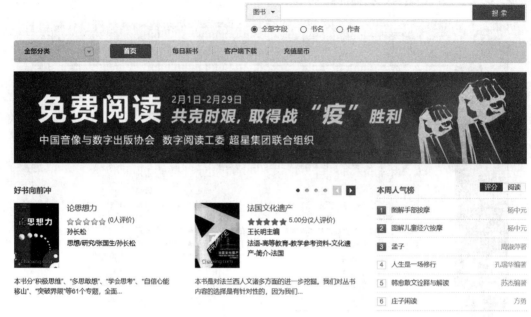

图 5-12　超星数字图书馆主界面

超星数字图书馆在主页上即可进行快速检索服务。输入要查询的检索标识,点击"搜索"按钮即可完成检索。若加入适当的限定条件,系统检索时可根据限定条件进行相应的选择,使检索结果更为精确。所有检索到的题录信息以列表的形式呈现。如果想浏览详细的检索信息,可单击某条记录,即出现该条记录的详细信息。

超星公众服务站点提供的阅读器与教育网镜像站点提供的阅读器功能上有所差异,点击图 5-12 中的客户端下载,得到如图 5-13 的阅读器下载界面。

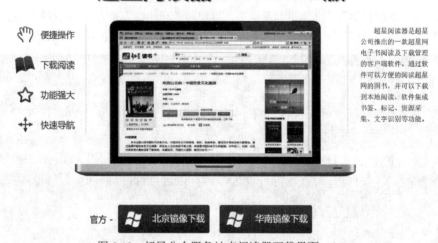

图 5-13　超星公众服务站点阅读器下载界面

超星阅读器功能简介如下:

1. 阅读时可方便地调整界面宽度及高度、缩放界面、更换背景,如图 5-14 所示。

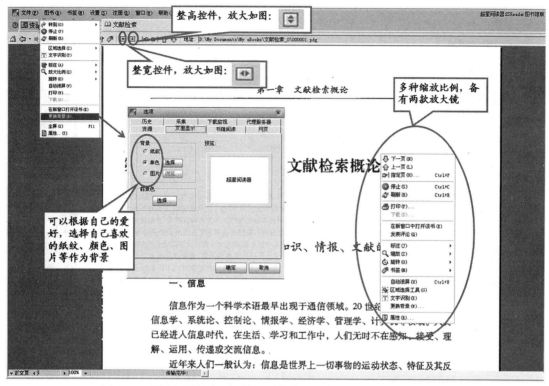

图 5-14 利用超星阅读器调整界面宽度及高度、缩放界面、更换背景

2. 具备同时打开多本图书、多窗口浏览、翻页等功能，如图 5-15 所示。

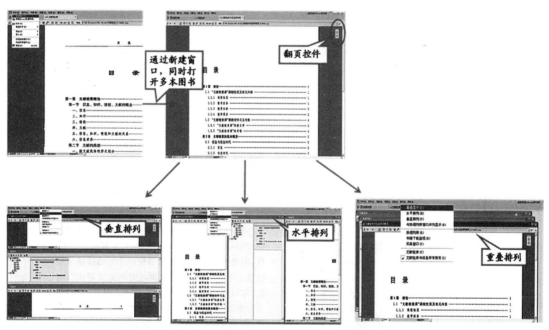

图 5-15 利用超星阅读器同时打开多本图书、多窗口浏览、翻页

3. 添加书签 方便下次阅读，快速定位，如图 5-16 所示。

4. 标注 可通过菜单和快捷控件两种方式调出标注控件，来标注重点、添加读后感等，有直线、荧光笔、铅笔等多种选项，还可导入或导出已有的标注，如图 5-17 所示。

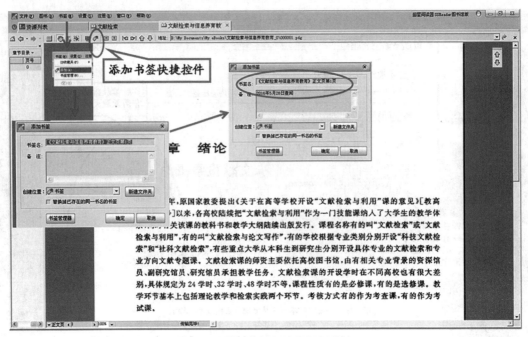

图 5-16　利用超星阅读器添加书签

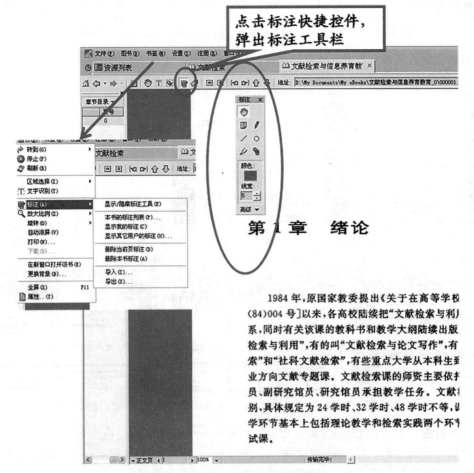

图 5-17　利用超星阅读器添加标注

5. 下载　可直接下载整本或选定的部分图书，并建立本地图书馆，如图 5-18 所示。

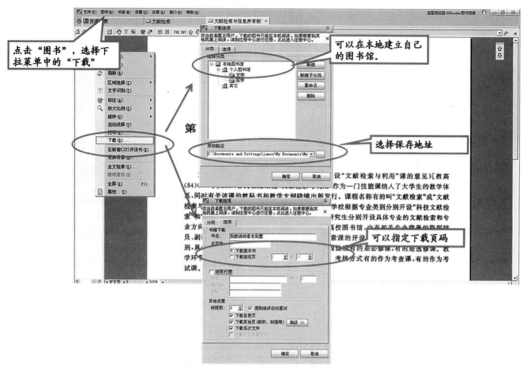

图 5-18　利用超星阅读器下载图书

6. 离线阅读　在没有网络或阅读从其他电脑中下载的资料时使用，如图 5-19 所示。下载电子图书前，首先需登录，方可进行电子图书的下载。此外，阅读已下载的电子图书也需首先使用已申请的用户与证书登录。

第二节　美国国家学术出版社

一、简　介

美国国家学术出版社 NAP 由美国国家科学院创建，负责美国国家工程学院、美国国家科学院、美国国家研究委员会和美国国家医学院等机构成果的出版工作，其所有的商业运作都是在美国国会的特许下开展的。NAP 每年大约有 200 多本有关科学、工程和医药健康等方面的书籍出版，体现了相关领域的权威研究成果和政策信息。NAP 独特的优势吸引了众多领域的权威专家和委员会对国家最迫切的科学、技术和健康等相关问题建言献策。

为了尽可能广泛地传播研究成果，服务人类社会发展，NAP 从 1994 年开始提供免费的在线图书资源。从 2011 年 6 月起，NAP 开始将其出版的所有 PDF 格式的图书对全球所有国家提供免费的下载服务，并且图书内容不再采用 DRM 保护。截至 2022 年 5 月，读者可免费阅读并下载的图书达到 10 404 本。当然，读者如需购买纸质版图书，仍然可通过传统的渠道或 NAP 网站进行。NAP 主页如图 5-20 所示。

二、特　点

（一）馆藏丰富

NAP 拥有世界上最大的电子图书馆藏，内容涵盖农业、生物学、计算机科学、化学、医学、地球学、工程学、材料科学、物理学、环境科学和教育等多个领域，其内容每日更新。

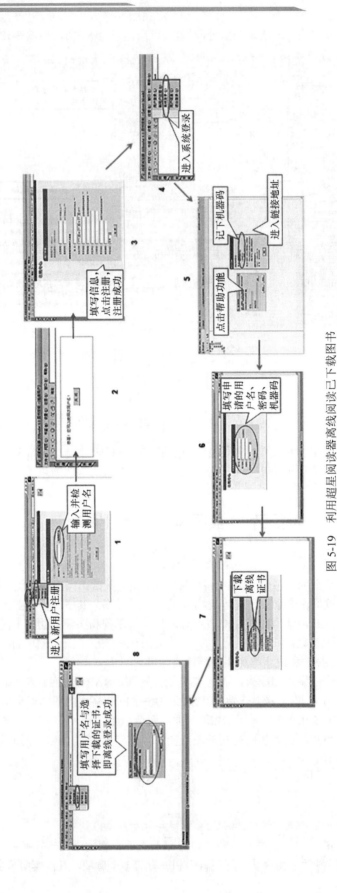

图 5-19 利用超星阅读器离线阅读已下载图书

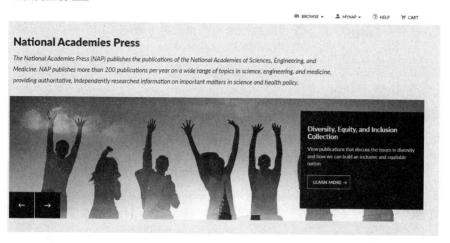

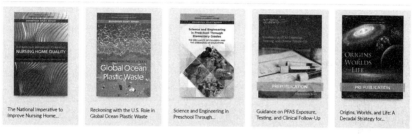

图 5-20　NAP 主界面

（二）强大的检索功能

　　读者可在主页上进行快速检索，发现感兴趣的图书后可在线阅读，也可免费下载阅读。另外，读者还可联系 NAP 获得免费的 NAP 最新出版目录，以方便关注感兴趣的图书（图 5-21）。

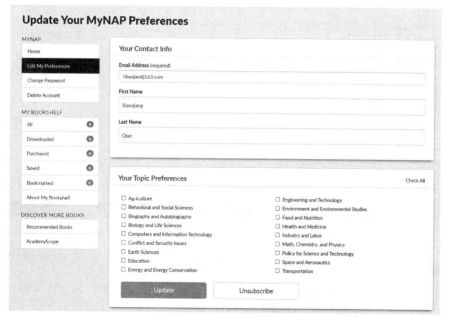

图 5-21　订阅最新 NAP 出版目录界面

（三）使用方便

NAP 下载的电子图书为 PDF 文档格式，既保持了印刷版书籍的原貌，又方便阅读。图书既可在线阅读，也可下载阅读。访问无需账号和密码，也无需下载电子图书专用阅览器，方便了读者的使用。

三、使用方法

（一）注册

NAP 无需成为注册用户便可浏览、查找主页的所有电子资源，并可阅读和下载 NAP 提供的免费在线图书资源。但成为注册用户后，可以享受到更多的服务。比如相似图书智能推荐（根据用户的浏览、下载和购买记录推荐），在线阅读时可添加书签，浏览过程中可将感兴趣的图书加入个人书架等。注册方法简单快捷，注册方法如图 5-22，点击 NAP 主页右上角的"MYNAP"，点击"REGISTER"，检索人只需提供一个有效的电子邮箱地址并设置密码即可完成注册。

图 5-22　NAP 注册方法

（二）图书浏览

NAP 提供了两种主要的浏览方式：按出版物领域浏览和按主题浏览（图 5-23）。点击 NAP 主页右上角的"BROWSE"按钮，即可实现这两种方式的浏览。除此以外，在 NAP 的主页设置了多个栏目的推荐和快览，包括特色图书（"Featured Titles"）、新品发布（"New Releases"）、最高人气下载（"Most Downloaded"）和档案图书（"From the Archives"）等版块。

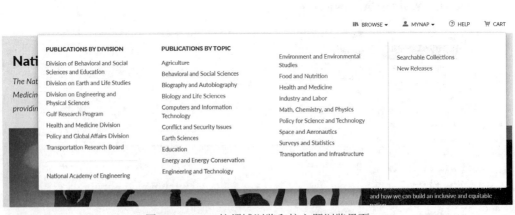

图 5-23　NAP 按领域浏览和按主题浏览界面

（三）图书阅读与下载

检索人可根据检索需求和兴趣在各个版块中阅读和下载电子图书。点击进入相应的图书界面，如图 5-24 所示，可选择在线阅读或下载阅读。在线阅读时无需下载额外的阅读软件，点击"Read Free Online"即可。如图 5-25 所示，点击"Contents"可显示书本目录，阅读过程中可点击

"Chapter"或"Page"进行章节和页数的跳转。在线阅读状态下，还支持在本书中对任意检索词的查找，例如，在检索框中输入检索词"Home"，即可得到如图5-26所示的查找结果界面。点击"Download Free PDF"可实现对电子图书的免费下载和保存。

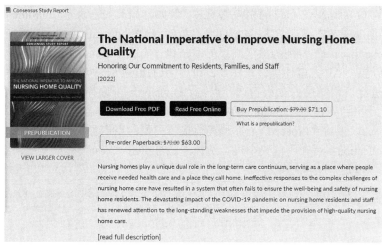

图 5-24　NAP 电子书界面

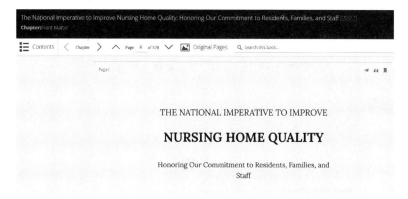

图 5-25　NAP 电子书在线阅读界面

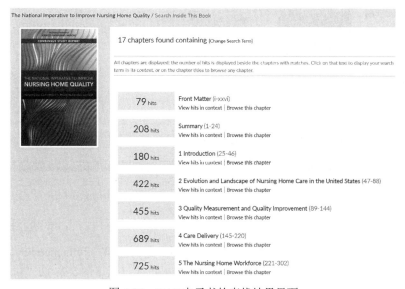

图 5-26　NAP 电子书的查找结果界面

（四）电子图书检索

点击 NAP 主页右上角的"SEARCH"按钮，可实现两种内容类型的检索。如图 5-27 所示，"Search for Publications Only"是针对 NAP 电子书资源的检索：在检索框中输入书名、主题、ISBN 或 DOI 即可检索到 NAP 包含的相应电子书。例如，输入主题词为"chronic disease"后得到的电子书结果界面如图 5-28 所示。"Search All"是针对 NAP 主页上包含检索词的所有资源的检索，比如输入"chronic disease"得到的检索结果界面是包含有关 chronic disease 主题相关的所有电子书资源、网站新闻、NAP 大事件等。在图 5-28 的电子书检索结果界面，可点击左栏"Filter your research by…"进行检索结果的二次筛选。点击"Division"可选择 NAP 的 8 个不同领域关于慢性疾病的相关电子书；点击"Publication Type"可选择出版类型，包括共识研究报告"Consensus Study Reports"、会议报告"Proceedings"和其他报告类型；点击"Topic"可在 19 个主题中进行筛选；点击"Collection"可在不同集中进行选择；还可点击"Year"对检索结果进行出版年份的二次筛选，时间跨度是 1995 年至今。

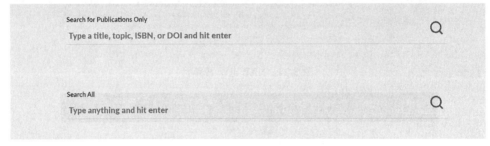

图 5-27　NAP 电子书资源检索界面

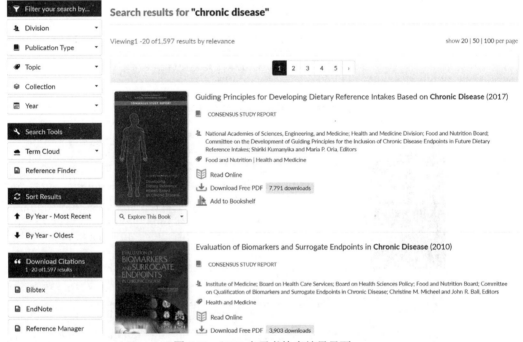

图 5-28　NAP 电子书检索结果界面

NAP 还提供了两种检索工具："Term Cloud"（高频主题词）和"Reference Finder"（文献发现助手）。例如，查找有关"chronic disease"的相关电子书资源，点击图 5-28 的"Term Cloud"，下拉菜单会显示 NAP 所有关于慢性疾病的报告中出现的高频主题词比如"heart failure"、"diabetes care"和"risk factors"等，可帮助检索人进一步缩小检索范围，找到所需文献（图 5-29）。当检索人在文献检索过程中无法准确描述检索词或因种种原因无法提供有效检索词时，可使用"Reference Finder"辅助检索。具体使用方法如下：点击图 5-28 的"Reference Finder"，得到图 5-30 的检索界面，在图 5-30 的文字框中复制粘贴长度不超过 8 页的相关文献，点击"Find Relevant Reports"，"Reference Finder"即可根据用户复制粘贴的文字自动提取相关检索词，从 NAP 的一万多本免费电子资源中检索到检索人所需的相关结果。

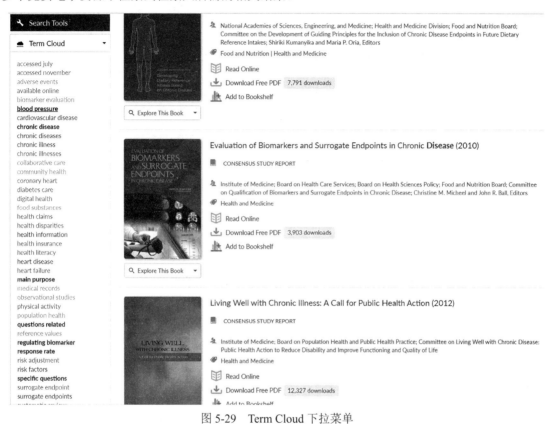

图 5-29　Term Cloud 下拉菜单

SEARCH ⊗ | GLOBAL MENU ≡

⌂ NAP HOME　⊪ BROWSE ▾　▲ MYNAP ▾　⊙ HELP　🛒 CART

REFERENCE FINDER

Find relevant information like your own rough draft from among the 10,404 reports available for free at NAP.edu. Copy and paste up to 8 pages of content from some other source: an outside article, a rough draft of your own, etc., then select "Find Relevant Reports".

Paste at least a page of text here. The more text, the better the results.

🔍 Find Relevant Reports ›

Click here to search reports published from the National Academy of Sciences, the Institute of Medicine, the National Academy of Engineering, and the National Research Council.

clear form

图 5-30　Reference Finder 检索界面

某次检索实例中，要求在 NAP 中查找关于研究慢性疾病（chronic disease）和衰老的 PDF 电子书籍。学生 A 在检索框中输入 "chronic disease AND old people"，得到 8526 条记录。学生 B 在检索框中输入 "chronic disease"，然后在结果界面，点击左栏 "Filter your research by…" 进行检索结果的二次筛选。依次点击下拉菜单中 Topic->Health and Medicine->Aging 得到 37 条记录。然后返回 Topic，再次选择下拉菜单中 Biology and Life Science->Genetics 得 15 条记录。最后浏览两次得到的 52 篇 PDF 电子书，查找目标结果。学生 C 找到了 2 篇分别研究老年人心血管疾病和糖尿病的文献，将文章摘要复制到 NAP 的检索工具 "REFERENCE FINDER" 中，根据数据库推荐结果查找目标电子书。

问题：

1. 学生 A 的检索方法能查找到目标电子书吗？他的检索式是否合适？

2. 当无法较准确写出检索式时，我们应该怎样做？

案例分析讨论

从学生 A 的检索结果来看，他没有设计出符合题目要求的检索式，由于并没有采用比如双引号通配符来限制精确的词组搜索，chronic disease 和 old people 会被分别以 chronic、disease、people、old 四个独立字段来搜索，题名中只要包含四个单词中的任意一个就会被搜索到，所以结果范围明显被扩大，相关性会相对减弱。其次，衰老并不等同于老年人（old people），所以题目要求并没有在检索式上被完整反映。学生 B 和 C 的做法很好地避开了检索式不准确的弱点。

第三节　药学参考工具书

一、参考工具书简介

根据图书的本质属性，可将纷繁复杂的书籍分为两大类：供系统阅读的普通图书和专供查阅的参考工具书。工具书是一种特殊类型的出版物。具体而言，它是根据一定的社会需要，以特定的编排形式和检索方法，为人们广泛汇集某一学科或某一方面经过验证的浓缩的基本知识或资料，是专供查阅的特定类型的图书。例如，词典、百科全书、年鉴、手册、药典、指南、索引和表谱等。

参考工具书与普通图书有显著差别。从用途上看，参考工具书的编纂目的是供人们查阅检索，不同于普通图书注重可读性，供人们系统阅读。从内容上看，参考工具书是在一次文献的基础上进行归纳、总结、浓缩和提炼的知识信息，措辞简明扼要，可为读者提供某一学科或某一事物全面系统的梗概。而普通图书一般需要围绕一定主题，在某一学科或领域做系统、深入、连贯的探讨，语言表达多以详尽、生动为特点。从体例上看，参考工具书采用特殊的编排方法，以检索快捷方便为目标，提供尽可能多的检索途径，编有多种索引和其他辅助检索手段。而普通图书，一般按主要问题、学科本身的系统，分章节论述。从表现形式上看，参考工具书的内容互为独立，不像普通图书内容一样要求有内在联系和统一。

二、药学常用参考工具书

工具书的种类繁多，根据不同的分类角度可分为不同的类型。从工具书内容角度分类，可分为综合性工具书和专科类工具书。以下介绍药学常用的参考工具书。

（一）药典

药典是一个国家药品质量标准的集成，一般由国家药品监督管理局主持编纂、颁布实施，国际或区域性药典则由公认的国际组织或有关国家协商编订。药品质量标准是药品现代化生产和质量管理的重要组成部分，是药品生产、供应、使用和监督管理部门共同遵循的法定依据。制定药品质量标准对加强药品质量的监督管理、保障用药安全有效，以及维护人民健康起着十分重要的作用。

1.《中华人民共和国药典》 简称《中国药典》（*Chinese Pharmacopoeia*）。始自 1930 年出版的《中华药典》。1949 年中华人民共和国成立后，第一部《中国药典》1953 年版由卫生部编印发行，随后修订、出版了 1963 年版、1977 年版、1985 年版、1990 年版、1995 年版、2000 年版、2005 年版、2010 年版、2015 年版和 2020 年版，共 11 个版次，另外还有 1957 年版增补本、1985 年版增补本、1990 年版增补本、1995 年版增补本、2000 年版增补本、2005 年版增补本和 2010 年版增补本。从 1985 年版开始有英文版的《中国药典》。现行药典为 2020 年版《中国药典》，于 2020 年 12 月 30 日起正式实施。2020 年版《中国药典》由一部、二部、三部和四部构成，收载品种共计 5911 种。一部中药收载 2711 种，二部化学药收载 2712 种，三部生物制品收载 153 种，四部收载通用技术要求 361 个，其中制剂通则 38 个、检测方法及其他通则 281 个、指导原则 42 个，药用辅料收载 335 种。《中国药典》索引部分为以汉语拼音顺序排列的中文药品名索引和以英文字母顺序排列的英文药品名索引。

2.《美国药典》（*the United States Pharmacopeia and the National Formulary*，*USP-NF*） 是两个法定药品标准的合订本：美国药典（*USP*）和国家处方集（*NF*）。*USP-NF* 是美国政府对药品质量标准和检定方法做出的技术规定，也是药品生产、使用、管理和检验的法律依据，由美国政府所属的美国药典委员会编辑出版。对于在美国制造和销售的药物和相关产品而言，*USP-NF* 是唯一一由美国食品药品监督管理局（FDA）强制执行的法定标准，在美国销售的药品必须遵循 *USP-NF* 中的标准规定。

USP 中提供关于原料药和制剂的质量标准。关于食物补充剂和成分的质量标准在 *USP* 中以独立章节予以收载。*NF* 提供关于辅料的质量标准。质量标准中包括成分或制剂的名称、定义、包装、储藏、标签要求和检测项目。检测项目中包括一系列检测、测定法和合格标准限度。这些测试和程序必须采用 *USP* 法定标准物质。只要符合各论和相关通则的要求，原料药及制剂的规格、品质和纯度将得到保障。*USP* 和 *NF* 正文部分记载药物和制剂的名称、分子式、分子量、结构式、CAS 登记号、试验分析方法等。*USP* 还编有通则，多个各论中提到的测试和程序将在通则中予以详细说明。《美国药典》从第 43 版（*USP 43-NF 38*）起（2020 年版）只提供互联网在线版，不再提供印刷版。近期版为 2022 年 5 月 1 日生效的 *USP-NF 2022*。

3.《英国药典》（*British Pharmacopeia*，*BP*） 由英国药品委员会出版，诞生于 1864 年，是英国药剂和药用物质的官方标准文集，包括出口到英国的产品，更包含了《欧洲药典》的所有标准。《英国药典》正文内容主要包括各论提供的各种强制性标准，比如活性药物成分、辅料、制剂、草药、草药产品与草药制剂、制造顺势疗法产品中需用的材料、与血液相关产品、免疫产品、放射药剂产品、手术材料等。此外还有红外参考图谱、附录、兽药标准等。*BP* 每年更新，最新版本为 BP 2023 版，于 2022 年 8 月 1 日出版，2023 年 1 月 1 日生效。

4.《日本药局方》（*The Japanese Pharmacopoeia*） 由日本药局方编辑委员会编纂，日本厚生省颁布执行。1886 年首版，每五年更新一次，近期版本为 2021 年出版的第 18 版。分为一、二两部，一部收录原料药及其基础制剂，二部收录生药、家庭药制剂和制剂原料。

▌（二）医药手册

1.《默克索引》（*The Merck Index*） 由美国默克公司出版，是一本收录化学、生物制品与药品等物质相关信息的综合性百科全书，至今已有超过 130 年的历史。自问世以来，《默克索引》就被公认为该领域最具权威性的参考书与最可靠的信息来源，成为相关领域科研人员必不可少的参考工具。自 2013 年以来，《默克索引》纸版及网络版由 RSC 在全球范围内独家发行与销售，并负责内容的维护与更新。《默克索引》近期版为 2013 年第 15 版。全书分为正文和附录两部分。正文收录了 10 200 多种化学品、药品和生物制品，附有 8000 多个化学结构式和分子式。正文条目为文摘形式，包括流水号、标题名称、化学名称、分子式、分子量、专利文献、化学文献、主要衍生物、工业作用、治疗作用等内容。附录收录了30多种实验室用表和有机人名反应。书后附有化学物质登记号索引、分子式索引、药名交叉索引等方便查阅。《默克索引》著录的化学名称和化学物质登记号与CA中完全一致，为联合查找带来很大方便。

2.《马丁代尔大药典》（*Martindale: The Complete Drug Reference*）　是由英国大不列颠药学会的药物科学部所属的药典出版社编辑出版的一部非法定药典，因其1883年首版编者Willam Martindale而得名。它是全球临床医生、药师和药物研发专业人士的必备工具书，被誉为全球用药"圣经"。全书按疾病分为53大类，每一类都由总论和各论组成，总论包括对药物的综述，如药物的分类、品种、疾病治疗的综述等，各论则针对单个药物的信息展开论述。全书按内容分为三部分：第一部分为医院制剂，按药物作用类别分类，一般将具有类似用途或作用的药品和药物汇集于此；第二部分为辅助药物部分；第三部分为一些国家和地区的专利制剂。

（三）我国药学年鉴

1.《中国药学年鉴》　是一部连续出版的资料性和综合性的药学参考工具书，全面、概况性地反映了各时期我国药学事业的基本情况和发展概貌。《中国药学年鉴》自1980年起逐年连续出版。全书共分十一个大栏目，内容包括专论、药学研究、药学教育、药物生产与流通、医院药学、药品监督管理、药学人物、学会与学术活动、药学书刊、药学记事、附录等。

2.《中国医药年鉴》　由国家药品监督管理局和中国医药科技出版社组织编辑出版，以医药行业的发展史料为依据，系统全面地收载了我国医药经济发展的情况和基本经验，是医药行业实用、可靠的重要参考工具书。

3.《中国卫生年鉴》　由卫生部主办，卫生部、全国爱国卫生运动委员会、国家发展和改革委员会、劳动和社会保障部、国家中医药管理局、国家质量监督检验检疫总局、解放军总后勤部卫生部共同编写，是综合反映我国卫生工作各方面情况、进展、成就的资料性工具书。《中国卫生年鉴》分为十一个部分：重要会议报告，政策法规，工作进展，军队卫生工作，省、自治区和直辖市卫生工作，学术团体和群众团体，人事与干部，卫生工作纪事，卫生统计信息工作，附录和卫生行业单位介绍。

本 章 小 结

电子图书是一种新兴的图书形式，具有获取与使用方便等诸多优势。本章重点介绍了超星数字图书馆的检索和使用方法，以及超星阅读器的主要功能和使用方法。此外，重点介绍了NAP电子资源的特点及检索方法，简要介绍了药学常用的参考工具书及其主要内容。

思 考 题

1. 与传统纸质版图书相比，电子图书具有哪些优势？
2. 试利用超星数字图书馆离线阅读功能，离线阅读已下载的电子图书。
3. 目前国内主要的大型电子图书系统有哪些？请举例说明。
4. 试利用超星数字图书馆查阅自己的专业书籍。
5. 你还能列举出哪些免费的电子图书系统？
6. 试列举其他常用的药学工具书。

（中国药科大学　张雪璐）

第六章 专利信息检索

PPT 课件

学习要求

1. 掌握专利的含义及种类，以及国家知识产权局专利检索系统的检索方法。

2. 熟悉专利检索的目的及常用的专利检索系统。

3. 了解美国专利商标局及欧洲专利局专利检索系统的检索方法。

案例 6-1

改良型新药是指在已知活性成分的基础上，对其结构、剂型、处方工艺、给药途径和适应证等进行优化且具有明显临床优势、境内外均未上市的药物。相比于原始创新的新药而言，改良型新药具有非常显著的成本优势。同时，与仿制药相比，改良型新药无论在结构改良、剂型改良、新复方制剂或者新适应证方面，都有一定的技术或专利壁垒，因此一直是各大制药公司新药开发的重要方向。以抗疟药物青蒿素为例，由于青蒿素上市时未申请发明专利保护，青蒿素作为抗疟新药无法获得知识产权保护。因此，数十年来，国内外的科研人员对青蒿素类化合物的药学研究与新药开发主要是改良型新药开发，即围绕青蒿素衍生结构的抗疟药物开发及青蒿素类化合物的新临床用途开发，如抗肿瘤、治疗自身免疫性疾病、防治神经性疾病、防治心脑血管疾病、防治细菌感染、抗真菌和抗病毒等。

问题：

1. 通过检索工具查找青蒿素类化合物的相关发明专利。

2. 通过检索工具查找青蒿素类化合物在抗疟用途上的相关发明专利。

3. 通过检索工具查找青蒿素类化合物在抗疟之外的医药用途上的相关发明专利。

4. 请结合青蒿素类化合物的医药产品现状，思考改良型新药专利保护的策略和布局思路。

专利往往能体现行业最前沿、最先进的技术和方案。由于全世界专利众多，且具有优先权的特征，因此任何个人和企业在申请专利前，都应认真检索一下自己的想法是否已被他人实现，是否相关专利已经出现在世界各大专利局的数据库中。因此，有效的专利信息检索不仅可以明晰世界专利的动态、避免重复研究与资金浪费，也可使研究者和企业站在前人研究的基础上继续创新，研究开发出更先进的技术，不断推动行业技术进步，同时也是避免侵权行为、保护自身权益的重要手段。

第一节 概　　述

一、专利的含义

专利（patent）一词源于拉丁语 *Litterae patentes*，原意为公共文献或公开的信件。专利涉及了全球最大的技术信息源，包含了世界科技技术信息的 90% 以上。专利属于一种知识产权，包括三重含义：

一是专利权的简称，指专利权人对其发明创造所享有的专有权，主要强调在法律层面上的权利。专利权具有独占性和排他性的特征，他人若想使用，必须依法征得专利权人的授权或许可。专利权同时具有时间性和地域性的特征。时间性是指专利只在一定期限内有效，超过期限后他人即可自由使用，其目的是避免专利所有者长期的技术垄断，以推动整个社会的技术进步，促进新技术的研发。

二是指受到专利法保护的发明创造或专有技术。某些专有技术或技术秘密不适合申请或持有人不愿意申请专利，则不属于专利，不受专利法保护，其被保护程度和被保护时间只与持有人的保护方式有关。

三是指专利局颁发的确认申请人专利权的专利证书或指记载有发明创造内容的专利文献，指具体的物质文件。

二、专利的种类

不同国家和地区对专利的类别有不同的规定。《中华人民共和国专利法》规定我国专利包括发明专利、实用新型专利和外观设计专利。部分发达国家将专利分为外观设计专利和发明专利两种。本书仅介绍我国专利法规定的专利种类。

（一）发明专利（patent）

《中华人民共和国专利法》将发明定义为："发明，是指对产品、方法或者其改进所提出的新技术方案。"因此"发明"包括三类：一是新产品或对已有产品根本性的改进。所谓产品是指工业上能够制造的，有一定形状和结构的固体、液体、气体之类的物品，不能是无形或虚构的产品。二是方法发明，即指为解决某特定技术问题而采用的手段和步骤的发明。如某种制造方法、测量方法或检测方法等，这种方法必须具有工业上应用的可能性，而不是单纯的设想。三是用途发明，指发现了某种产品固有的、但迄今为止未被认识的新性质或功能，从而可以将该产品应用于新领域或目的的发明。例如，将已知作为泻药的酚酞用作水溶液的酸碱指示剂，就是一项用途发明。

（二）实用新型专利（utility model）

《中华人民共和国专利法》将实用新型定义为："实用新型，是指对产品的形状、构造或者其结合所提出的适于实用的新的技术方案。"实用新型所保护的也是一个技术方案，这与发明类似。但其保护范围要窄，实用新型只保护具有一定结构或形状的新产品，不保护不具固定形状的物质或方法。实用新型比较注重实用性，创新水平要低。实用新型专利授予不需经实质审查，因此手续简便，保护费用也较发明专利要低。

（三）外观设计专利

《中华人民共和国专利法》将外观设计定义为："外观设计，是指对产品的整体或者局部的形状、图案或其结合以及色彩与形状、图案的结合所作出的富有美感并适于工业应用的新设计。"

三、专利的保护期限

《中华人民共和国专利法》规定，实用新型和外观设计专利的保护期限为10年，发明专利为20年，均是从申请日而不是从专利授权日起开始计算。专利期满后将成为公有技术，他人可自由使用，专利权不可延续。

第二节　专利文献

一、专利文献的含义

狭义的专利文献是指专利局所公布的发明人证书和专利说明书等。而广义的专利文献是指专利管理机构（包括专利局、知识产权局和相关组织）在受理、审批和专利注册过程中所产生的各种类型官方文件及其出版物的总称。目前，世界上有大约160多个国家和地区设有专利机构并出版专利资料，中华人民共和国专利局于1980年1月经国务院批准成立，并陆续出版和发行专利文献。

二、专利文献的分类

专利文献可分为一次专利文献、二次专利文献和专利分类资料等三大类。一次专利文献主要是指各种类型的专利说明书。二次专利文献，即刊载专利文献、专利索引、专利题录和各种专事务的官方出版物。专利分类资料是用于按发明技术主题分类和检索一次专利文献的工具，即专利分类表及分类表索引等。

（一）专利说明书

专利说明书是专利文献的基础和主体，主要作用包括公开技术信息并对专利权的范围进行限定。专利说明书中包括申请专利的全部技术信息及准确的专利权保护范围的法律信息，是专利信息用户在检索专利文献时最终要获取的内容。

（二）专利公报与专利索引

常见的二次专利文献包括专利公报、专利索引、专利文摘周报及官方有关法律保护状态变更的出版物。二次专利文献的特殊性在于，它不是指一次专利文献出版后由专利文献收藏部门经过编辑加工后再次出版的文献，而是同样是由出版一次专利文献的同一机构即专利局出版的。二次专利文献同一次专利文献一样，也是一种法律性出版物。例如，二次专利文献中的专利公报通常与一次专利文献同步出版。最重要的是，二次专利文献不仅包括对一次专利文献内容的概括，通常也作为对一次专利文献内容的补充，如对一项已公布的专利申请的法律状况及权利变更进一步公告。

（三）专利分类资料

由于专利文献数量众多，通常采用分类的方法进行管理，即按照某种分类方法，分门别类地组织专利文献，以便于对专利文献进行检索和分析。分类的方法一般基于系统性、人为性和严密性等原则。专利分类对专利文献的检索、使用和管理过程具有重要的作用。

三、专利分类号

为了有效管理和利用专利文献，需要制定一种规范的专利文献管理方法，以便将其归档，并便于查询，这就是专利文献的分类系统。对于发明专利和实用新型专利，大多数知识产权局采用联合专利分类体系（cooperative patent classification，CPC）。对于工业品外观设计，大多数知识产权局采用工业品外观设计国际分类法，也称洛珈诺分类法（Locarno classification，LOC）。

（一）CPC 分类法

CPC 分类法是近年来在 IPC 分类法（international patent classification，IPC）基础上开发的一种新型分类方法。

IPC 分类法由世界知识产权组织编制，主要根据专利所属不同技术领域进行分类。IPC 分类法是目前国际上通用的专利文献分类和检索方法，其特点在于采用了功能和应用相结合的分类方法，以功能性为主，应用性为辅作为分类原则，并采用"部—分部—大类—小类—大组—小组"的等级形式，逐级分类，从而形成了完整的分类体系。因此，可以依据某一产品的 IPC 分类号，很容易地检索出本产品所属技术领域的全部专利信息。IPC 分类号可通过世界知识产权组织的专利分类号网站进行查找。IPC 分类法在世界范围内被广泛使用，但其存在更新周期长、单一分类号下文献量大、细分度不够等缺陷，难以实现高效检索。

为了解决这一问题，欧洲专利局和美国专利商标局于 2010 年 10 月 25 日宣布联合开发建立联合专利分类体系，简称 CPC。2013 年 1 月 1 日，两局正式启用 CPC 专利分类体系。CPC 专利分类体系基于 IPC 结构进行开发，但相比于 IPC 具有更多的细分，提高了分类的一致性和检索的准确性，减少了相互之间的重复性工作，从而大大减少了每个分类号下的文献量，且分类号能够更好地表达发明信息，进而实现高效检索。目前，发明和实用新型专利申请的专利分类号均采用 CPC 分类法。

（二）LOC 分类法

LOC 分类法是一种工业品外观设计注册用商品分类的国际体系。《国际外观设计分类表》是根据《建立工业品外观设计国际分类洛迦诺协定》建立起来的，并由世界知识产权组织编发。1996年9月19日我国正式加入《建立工业品外观设计国际分类洛迦诺协定》。依照该协定，我国在外观设计专利保存和注册的官方文件以及公布的专利文件上标注《国际外观设计分类表》中的分类号。

第三节　中文专利文献检索

一、概　　述

互联网上有许多中文专利检索系统，主要包括国家知识产权局检索系统、国家重点产业专利信息服务平台、专利之星检索系统、中国专利信息网等。本节重点介绍国家知识产权局官方网站检索系统的检索方法。

二、国家知识产权局专利检索系统

由国家知识产权局提供的检索系统是最常用的中文专利检索系统。该系统主要提供门户服务、专利检索服务及专利分析服务，其中专利检索是该系统的核心服务之一。在专利检索中，可以进行查新检索、侵权检索、产品出口前检索等操作，还可通过多种检索辅助工具辅助构建检索式、完善检索思路，并通过多种浏览辅助工具快速定位专利的核心技术。

进入国家知识产权局主页，下拉网页至政务服务栏，如图6-1所示。点击"专利检索"图标，即进入专利检索及分析系统。按要求完成注册并登录后，即可开展专利检索工作。国家知识产权局检索系统主要提供常规检索、高级检索、命令行检索、药物检索和导航检索。本节主要介绍常规检索、高级检索、药物检索及部分热门工具。

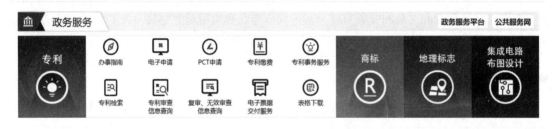

图6-1　国家知识产权局专利检索入口界面

1. 常规检索　国家知识产权局专利检索系统提供多重检索功能，其中常规检索较为简单便捷，其检索选项包括自动识别、检索要素、申请号、公开号、申请人、发明人以及发明名称（图6-2）。其中表6-1汇总了不同检索选项的功能介绍及详细说明。

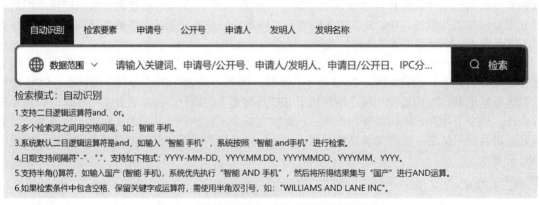

图6-2　国家知识产权局专利检索系统主界面

表 6-1 常规检索入口检索选项介绍

字段名称	功能介绍
自动识别	选择该字段进行检索，系统将自动识别输入的检索要素类型，并自动完成检索式的构建，识别的类型包括号码类型（申请号、公开号），日期类型（申请日、公开日），分类号类型（CPC、ECLA、UC、FI\FT），申请人类型、发明人类型、文本类型
检索要素	选择该字段进行检索，系统将自动在标题、摘要、权利要求和分类号中进行检索
申请号	选择该字段进行检索，系统自动在申请号字段进行检索，该字段支持带校验位的申请号或者专利号进行检索。该字段支持模糊检索。并自动联想提示国别代码信息
公开号	选择该字段进行检索，系统自动在公开号字段进行检索，该字段支持模糊检索。并自动联想提示国别代码信息
申请人	选择该字段进行检索，系统自动在申请人字段进行检索，该字段根据输入的检索词自动联想推荐申请量较高的相关申请人信息
发明人	选择该字段进行检索，系统自动在发明人字段进行检索，该字段根据输入的检索词自动联想推荐申请量较高的相关发明人信息
发明名称	选择该字段进行检索，系统自动在发明名称字段进行检索，该字段根据输入的检索词自动联想推荐相关的发明名称信息

常规检索举例：如图 6-3 所示，如按发明人检索，则选择"发明人"项，在检索框输入发明人姓名，点击"检索"按钮即可完成检索。

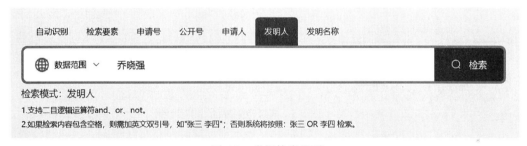

图 6-3 常规检索界面

如输入"乔晓强"，共检索到 77 条记录，如图 6-4 所示。在检索结果界面可看到检出专利的基本信息，可选择图文式、列表式、多图式等若干显示方式，并可在该界面重新选择检索项目进行筛选或进一步查看其他相关信息。

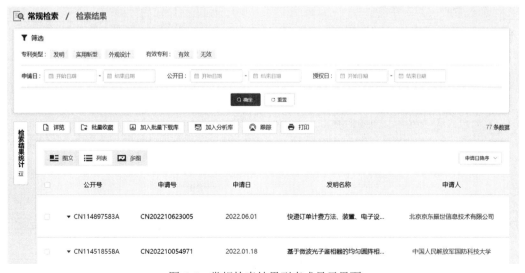

图 6-4 常规检索结果列表式显示界面

2.高级检索　主要根据收录数据范围提供多选项的检索入口及智能辅助的检索功能。因此，可以根据检索需求，实现多字段同步检索。具体检索项如图6-5所示。

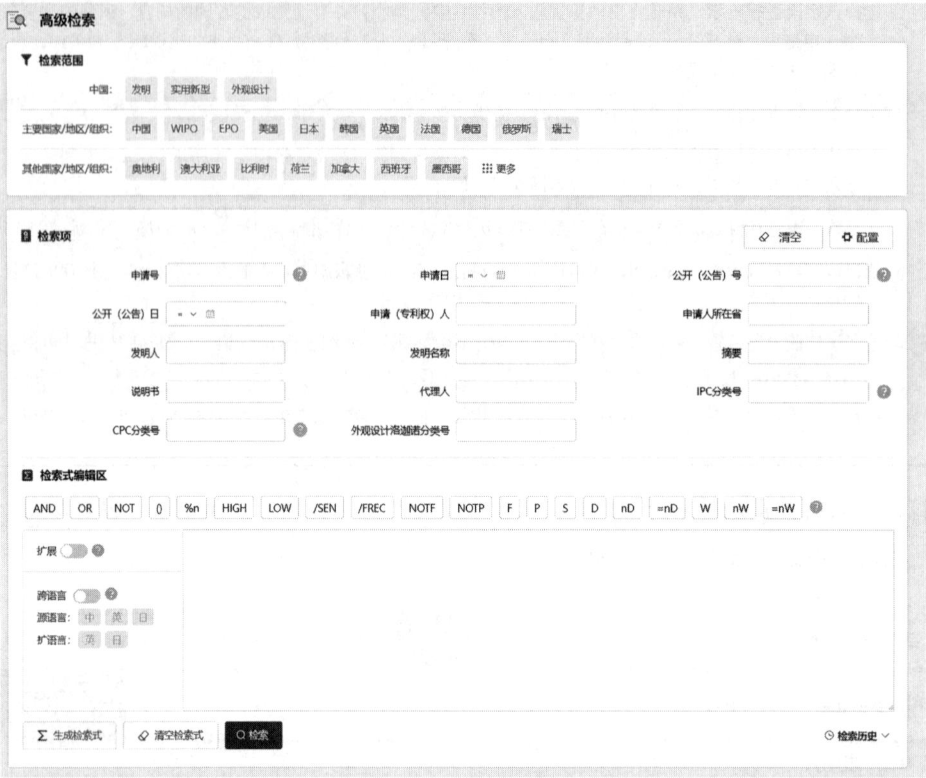

图6-5　高级检索界面

在相应的检索框中输入检索标识，各检索项之间的关系默认为"AND"。然后点击"检索"按钮，即可获得检索结果。如在对应栏输入申请（专利权）人为"河北大学"、发明人为"乔晓强"，共检索到12条记录，检索结果如图6-6所示。

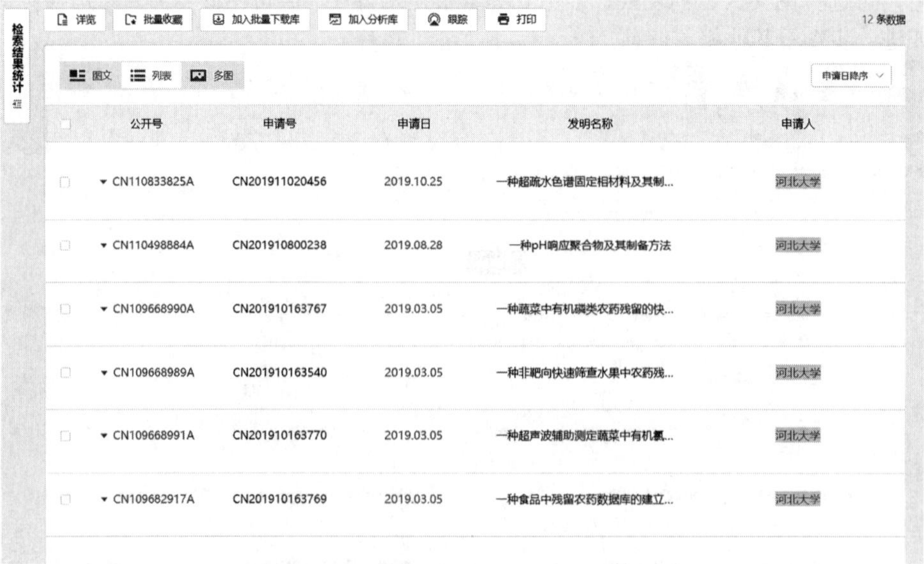

图6-6　高级检索结果列表式显示界面

3. 药物检索　是基于药物专题库进行的专业化检索，为医药化学领域研究提供相关检索服务。检索人可以使用此功能检索出西药化合物和中药方剂等多种药物专利文献。药物检索包括高级检索、方剂检索和结构式检索三种检索模式，其检索界面如图 6-7 所示。

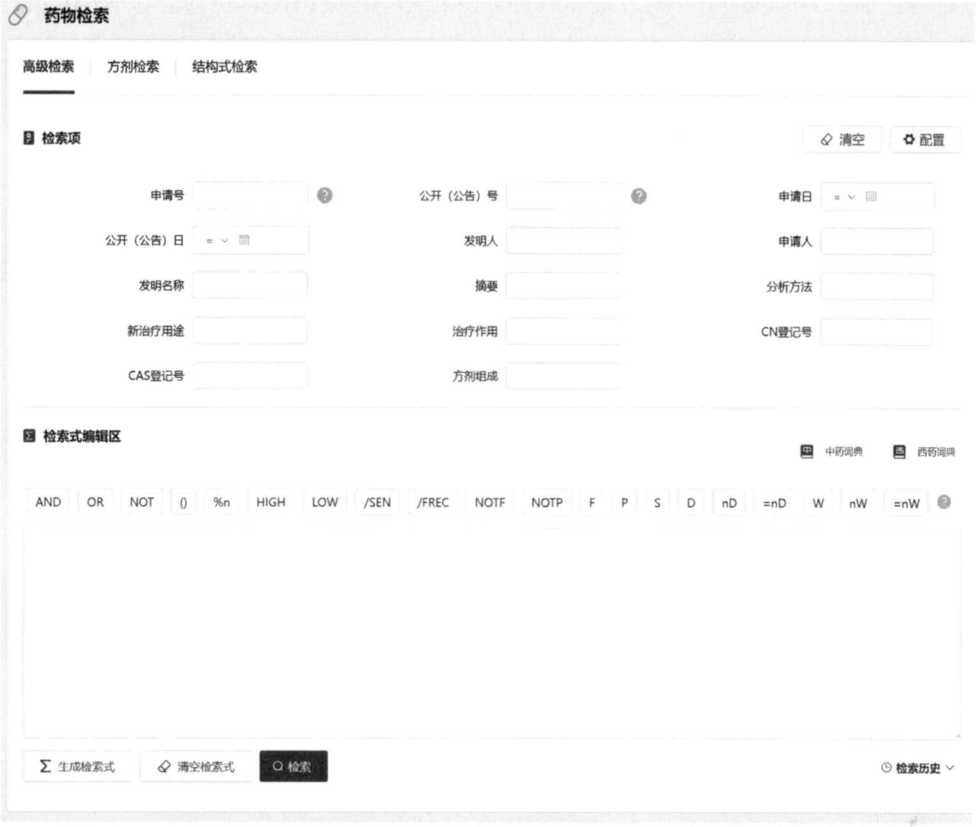

图 6-7　药物检索界面

在对应栏检索框输入检索内容，或者在检索式编辑区编辑检索式，点击"检索"按钮即可完成检索。如输入申请人为"河北大学"、发明人为"乔晓强"，检索到 1 条记录，如图 6-8 所示。

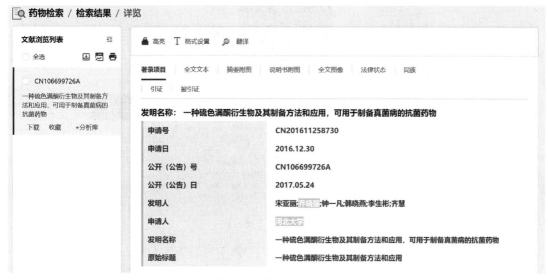

图 6-8　药物检索结果界面

此外，药物检索还包括一些辅助功能，包括西药词典、中药词典和常用药材表。在检索界面点击相应按钮进入相应检索界面，勾选查询条件，输入检索标识，即可实现相应功能的查询。以"西药词典"选项为例，查询内容设置为"对乙酰氨基酚"进行检索，在查询结果中点击相应的药物登记号，如"001-496-74"（对乙酰氨基酚-葡糖苷酸），则出现该药物的详细信息及结构图（图6-9）。

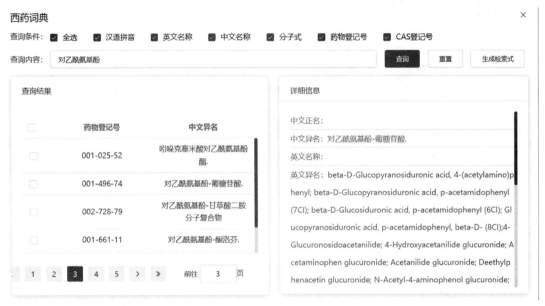

图6-9 西药词典检索结果示例

4. 热门工具 国家知识产权局专利检索系统还提供其他多项检索功能，包括同族查询、引证/被引证查询、法律状态查询、国家/地区/组织代码查询、关联词查询、双语词典、分类号关联查询、申请人别名查询，如图6-10所示。以下以法律状态查询为例进行介绍。

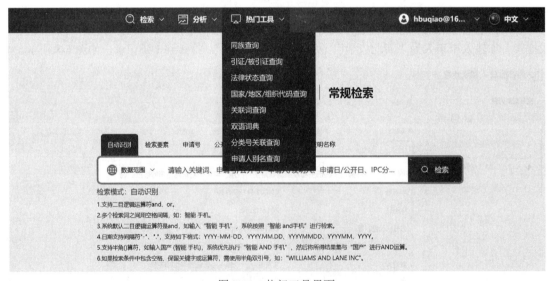

图6-10 热门工具界面

法律状态查询系统提供了自1985年至今公告的中国专利的法律状态信息。该法律状态信息是国家知识产权局根据《中华人民共和国专利法》和《中华人民共和国专利法实施细则》的相关规定在其所出版的《发明专利公报》、《外观设计专利公报》和《实用新型专利公报》上公开和公告的专利法律状态信息。主要有：实质审查请求的生效、专利权的无效宣告、专利权的终止、权利的恢复、专利申请权/专利权的转移、专利实施许可合同的备案、专利权的质押/保全及其解除、著录事项变更/通知事项等。

如果输入专利申请号检索某一篇专利文献的法律状态，检索结果会按照公布日期从最近到最初的顺序显示出该专利所经历的所有法律状态。图 6-11 为将公开（公告）号为"CN109126749A"的专利输入系统后所得到的检索结果界面。

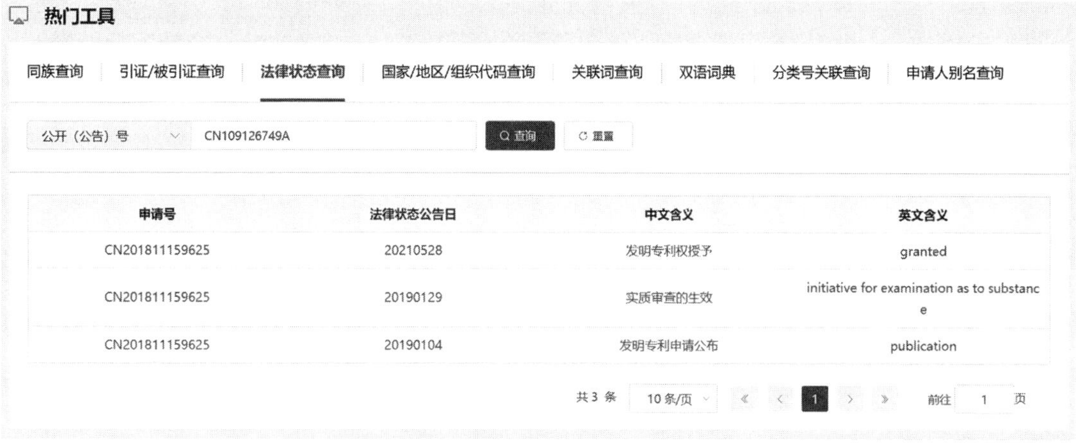

图 6-11 法律状态查询检索结果界面

第四节 美国专利文献检索

一、概 述

美国是世界上最早实施专利制度的国家之一，也是现今世界上拥有专利最多的国家，其专利总数约占世界专利总数的 25%，其中约 1/3 的专利是由其他的国家或地区在美国申请的专利。由于美国专利审查采用了"完全审查制"的专利制度，因此其所申请专利的淘汰率非常高，并且只公布已批准专利的专利说明书，所以其专利水平较高，具有重要的参考价值。

美国专利分类采用等级分类法。首先在每一大类中细分为若干个等级的小类。第一级小类称为主小类（main subclasses），在主小类之下用不同数目的圆点表示不同等级的细分，对于每一个小类，都会有相对独立编写的标题，而分类号则由数字和字母组成。如果只从分类号来看，这种分类法是看不出分类的等级和上下位类关系的，因此只有通过阅读分类表的类目细表或具有较高的专业知识水平才能知其含义。读者可从《美国专利分类号索引》（*Index to Classification*）方便地查询美国专利分类号。本节主要介绍美国专利商标局专利系统的检索方法。

二、美国专利商标局专利检索系统

美国专利商标局（United States Patent and Trademark Office，USPTO）于 1802 年成立，隶属于美国商务部，USPTO 全面管理美国的专利和商标申请注册。USPTO 的网站为政府的官方网站，可在全球范围内提供全面的专利文献检索服务。该检索系统包括申请专利数据库（"Patent Applications"）和授权专利数据库（"Issued Patents"）。授权专利数据库包括自 1790 年至今的美国专利全文，数据库每周二更新。申请专利数据库包括自 2001 年 3 月 15 日以来的美国专利申请全文内容。

首先，打开 USPTO 主页，在首页上方"Patents"菜单项中点击"Search for patents"，即进入多项检索资源列表界面，如图 6-12 和图 6-13 所示。

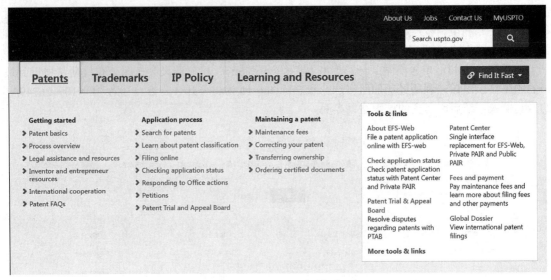

图 6-12　USPTO 主界面

Application process

Search for patents

Accessing Published Applications

Authority Files

Filing Year by Application Serial Number

Understanding Patent Classifications

Withdrawn Patent Numbers

Learn about patent classification

Filing online

Checking application status

Responding to Office actions

Petitions

Patent Trial and Appeal Board

After September 30, PatFT, AppFT, PubEAST, and PubWEST will no longer be available. Please use Patent Public Search to conduct searches of U.S. patents and published applications. Visit the **Patent Public Search** website for additional resources. For questions regarding Patent Public Search, please contact the Public Search Facility at psf@uspto.gov ✉ . ✕

Search for patents

New to Patent Searching? See this important information about searching for patents:

How to Conduct a Preliminary U.S. Patent Search: A Step by Step Strategy - Web Based Tutorial (38 minutes)

- The Seven Step Strategy - Outlines a suggested procedure for patent searching

- A detailed handout of the Seven Step Strategy with examples and screen shots.

Patents may be searched using the following resources:

- Patent Public Search
- USPTO Patent Full-Text and Image Database (PatFT)
- USPTO Patent Application Full-Text and Image Database (AppFT)
- Global Dossier
- Patent Application Information Retrieval (PAIR)
- Public Search Facility
- Patent and Trademark Resource Centers (PTRCs)
- Patent Official Gazette
- Common Citation Document (CCD)
- Search International Patent Offices
- Search Published Sequences
- Patent Assignment Search
- Patent Examination Data System (PEDS)

Patent Public Search

The Patent Public Search tool is a new web-based patent search application that will replace internal legacy search tools PubEast and PubWest and external legacy search tools PatFT and AppFT. Patent Public Search has two user selectable modern interfaces that provide enhanced access to prior art. The new, powerful, and flexible capabilities of the application will improve the overall patent searching process.

- Patent Public Search

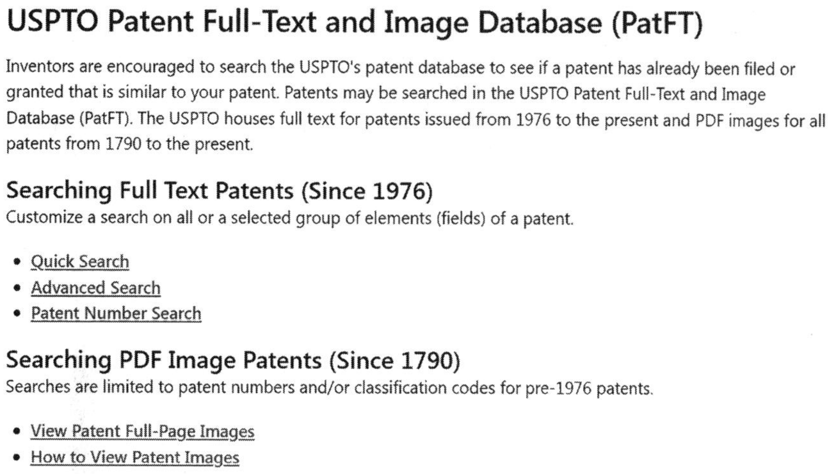

USPTO Patent Full-Text and Image Database (PatFT)

Inventors are encouraged to search the USPTO's patent database to see if a patent has already been filed or granted that is similar to your patent. Patents may be searched in the USPTO Patent Full-Text and Image Database (PatFT). The USPTO houses full text for patents issued from 1976 to the present and PDF images for all patents from 1790 to the present.

Searching Full Text Patents (Since 1976)
Customize a search on all or a selected group of elements (fields) of a patent.

- Quick Search
- Advanced Search
- Patent Number Search

Searching PDF Image Patents (Since 1790)
Searches are limited to patent numbers and/or classification codes for pre-1976 patents.

- View Patent Full-Page Images
- How to View Patent Images

图 6-13　USPTO 专利检索数据库界面

检索人可根据需要，点击相应链接进入不同的子数据库。以最为常用的"专利全文及图形数据库"["USPTO Patent Full-Text and Image Database（PatFT）"] 检索为例进行介绍。

PatFT 提供了美国专利全文数据库和公开专利的 PDF 版图形数据库供检索。其中美国专利全文数据库收录了美国自 1976 年以来的所有专利文献，并且其内容已被全部电子化，并可进行编辑，检索人可采用该数据库对专利文献包含的所有题录信息进行检索。专利图形数据库则涵盖了美国自 1790 年专利法诞生以来的全部专利全文内容的 PDF 格式版，图形数据库只能通过专利号或分类代码进行检索。

美国专利全文数据库检索方式包括快速检索（"Quick Search"）、高级检索（"Advanced Search"）和专利号检索（"Patent Number Search"）三种方式，如图 6-14 所示。

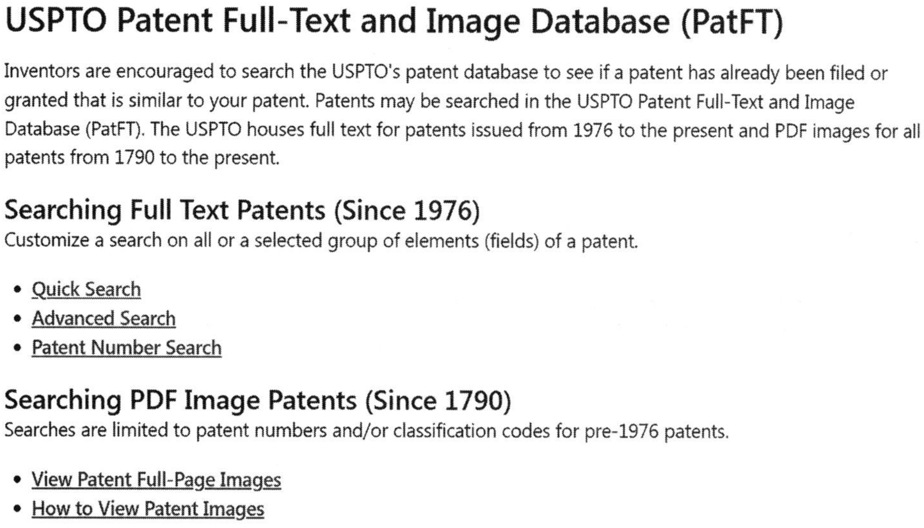

USPTO Patent Full-Text and Image Database (PatFT)

Inventors are encouraged to search the USPTO's patent database to see if a patent has already been filed or granted that is similar to your patent. Patents may be searched in the USPTO Patent Full-Text and Image Database (PatFT). The USPTO houses full text for patents issued from 1976 to the present and PDF images for all patents from 1790 to the present.

Searching Full Text Patents (Since 1976)
Customize a search on all or a selected group of elements (fields) of a patent.

- Quick Search
- Advanced Search
- Patent Number Search

Searching PDF Image Patents (Since 1790)
Searches are limited to patent numbers and/or classification codes for pre-1976 patents.

- View Patent Full-Page Images
- How to View Patent Images

图 6-14　美国专利全文数据库检索入口界面

（一）快速检索

快速检索界面如图 6-15 所示，可使用两组检索词进行检索，共分为 5 个步骤。

1. 通过"Select years"选择时间范围。

2. 在"Term 1"检索框输入第一个检索词，并在右侧的"in Field 1"下拉菜单中选择相应的检索字段，如"名称"（Title）、"摘要"（Abstract）、"授权日"（Issue date）等。

3. 在"Term 2"中输入另一个检索词,并选择相应的检索字段。

4. 选择两个检索词之间的关系,包括"AND"、"OR"或"NOT"。

5. 点击"Search"按钮,即可完成检索。

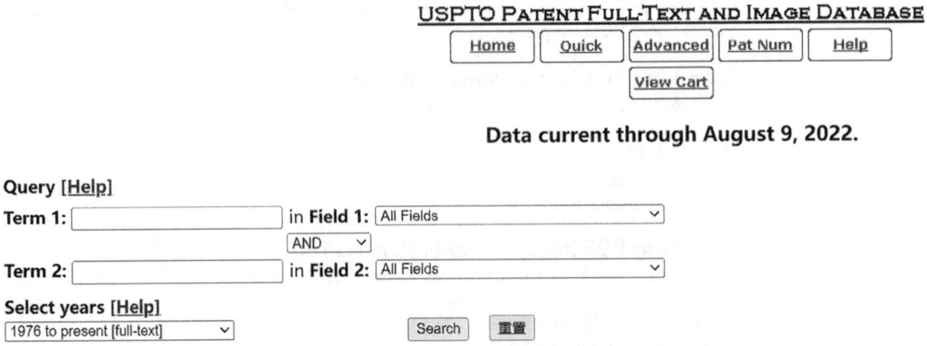

图 6-15 美国专利全文数据库快速检索界面

（二）高级检索

高级检索界面如图 6-16 所示,可使用命令行语法进行高级检索,分为以下 3 个步骤。

1. "Select Years"选择检索年度范围。

2. 在"Query"检索框键入检索式。

3. 点击"Search"按钮,即可完成相应检索。

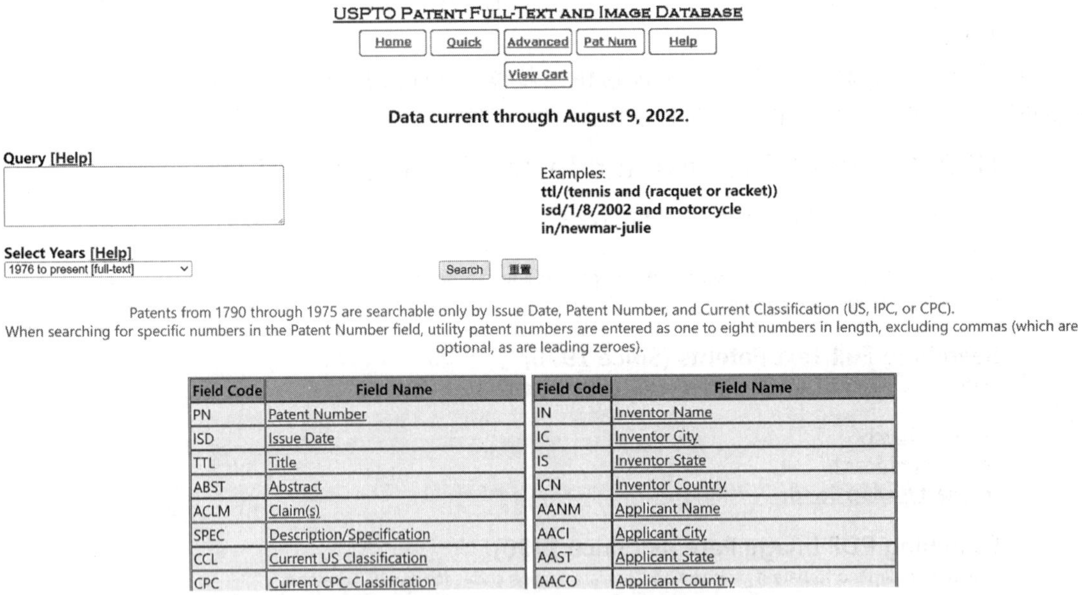

图 6-16 美国专利全文数据库高级检索界面

（三）专利号检索

在专利号检索界面,检索人可利用专利号直接进行专利检索,其界面如图 6-17 所示,专利号检索是目前广泛采用的检索方式,分为以下 2 个步骤。

1. 在检索框输入所检索专利的专利号,若检索多个专利,专利号间用空格分开或使用"or"。

2. 点击"Search"按钮,即可完成检索。

在使用专利号检索时,专利号中间的逗号可缺省。另外,输入专利号时,发明专利直接输入专利号,其他类型的专利需在号码前添加相应的专利种类代码。

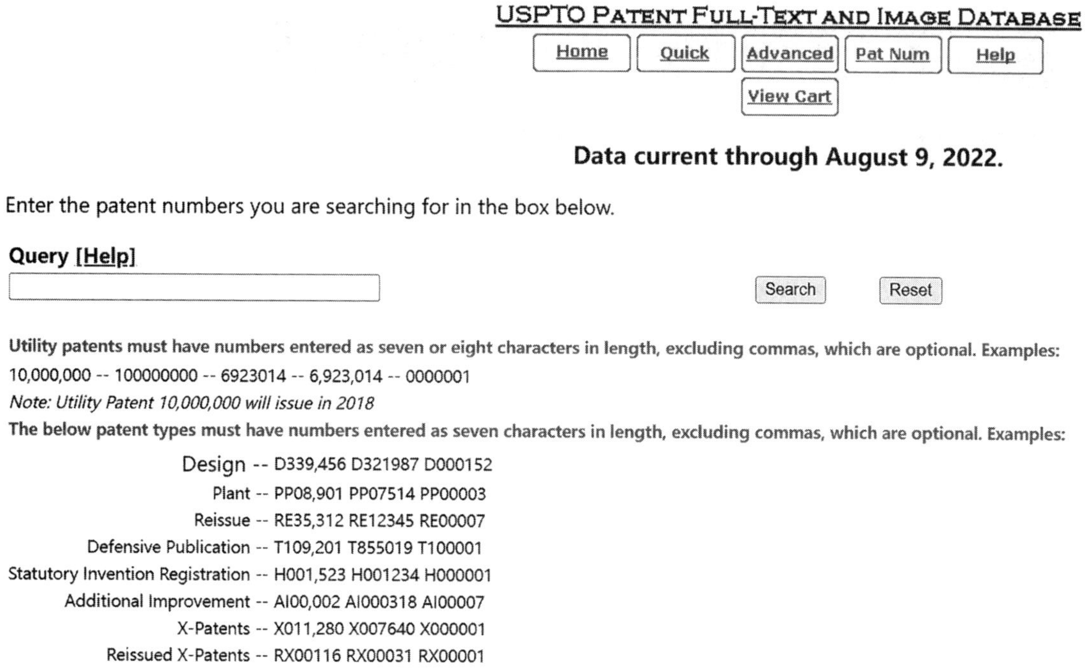

USPTO PATENT FULL-TEXT AND IMAGE DATABASE

Home　Quick　Advanced　Pat Num　Help

View Cart

Data current through August 9, 2022.

Enter the patent numbers you are searching for in the box below.

Query [Help]

[   ]　　　　　　　Search　Reset

Utility patents must have numbers entered as seven or eight characters in length, excluding commas, which are optional. Examples:
10,000,000 -- 100000000 -- 6923014 -- 6,923,014 -- 0000001
Note: Utility Patent 10,000,000 will issue in 2018
The below patent types must have numbers entered as seven characters in length, excluding commas, which are optional. Examples:

Design -- D339,456 D321987 D000152
Plant -- PP08,901 PP07514 PP00003
Reissue -- RE35,312 RE12345 RE00007
Defensive Publication -- T109,201 T855019 T100001
Statutory Invention Registration -- H001,523 H001234 H000001
Additional Improvement -- AI00,002 AI000318 AI00007
X-Patents -- X011,280 X007640 X000001
Reissued X-Patents -- RX00116 RX00031 RX00001

图 6-17　美国专利全文数据库专利号检索界面

第五节　欧洲专利文献检索

一、概　　述

专利制度最早即发源于欧洲，自威尼斯在 1474 年诞生全世界首部专利法以来，欧洲各国相继颁布了各自的专利法。由于欧洲各国相互之间在立法思想上较为接近，这为最终《欧洲专利公约》的形成奠定了基础。1973 年，欧洲 16 国签订了《欧洲专利公约》，并于 1978 年正式生效。该公约为欧洲各成员国提供了共同的法律制度和统一的专利授权程序。但该公约仅是负责审查和授予欧洲专利，对于专利的维持、行使、保护等权利请求均无效，这需由各成员国依照本国法律进行。

欧洲专利局（European Patent Office，EPO）于 1977 年成立，它是以《欧洲专利公约》为基础建立起来的政府间组织，负责欧洲地区的专利受理和审批。EPO 同时也是全球最现代化的专利局之一。本节主要介绍欧洲专利局专利检索系统的检索方法。

二、欧洲专利局专利检索系统

1998 年欧洲专利局和欧洲专利组织在因特网上建立了欧洲专利局数据库，向用户提供专利文献检索服务，该数据库可免费检索 80 多个国家和地区的专利文献，大部分专利文献可以在线浏览并下载。

EPO 数据库可提供全球专利数据库、欧洲专利局数据库和世界知识产权数据库三个数据库的检索。该数据库有 3 种检索方式：智能检索（"Smart search"）、高级检索（"Advanced search"）和分类检索（"Classification search"），网站默认显示智能检索界面，如图 6-18 所示。检索界面支持英语、法语、德语、中文等 38 种语言。

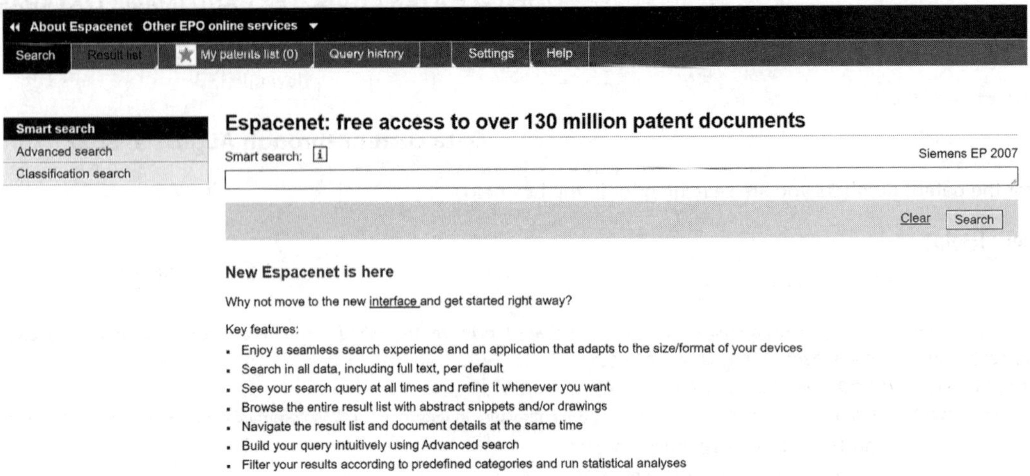

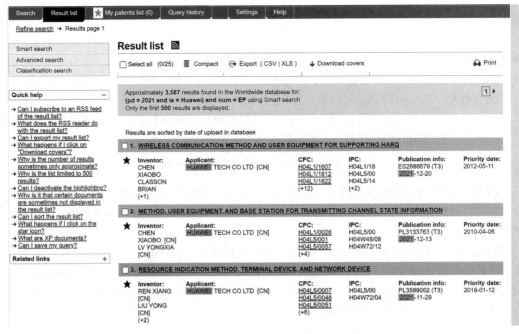

图 6-18　EPO 数据库智能检索界面

（一）智能检索

　　智能检索允许用户在检索框中输入单个词、多个词或者更加复杂的检索标识。使用智能检索方式时，每次至多可输入 20 个检索词，检索系统会自动根据键入检索词的格式判断检索词所属的字段范围。

　　智能检索举例：在检索框中分别输入"2021"、"Huawei"、"EP"三个检索词，并用空格分开，这时系统会同时在公布日期字段搜索"2021"，在申请人、发明人、摘要、名称字段搜索"Huawei"，在申请号、公布号、文献号、优先权号字段搜索"EP"，同时满足上述检索条件的文献将会予以显示。如图 6-19 所示，共检索到 3587 条记录。

图 6-19　EPO 数据库智能检索结果界面

（二）高级检索

　　高级检索可在包括标题"Title"、标题或摘要"Title or abstract"、公开号"Publication number"、申请号"Application number"、优先权号"Priority number"、公开日"Publication date"、发明人"Applican(s)"、申请人"Inventor(s)"、国际专利分类"CPC"和联合专利分类"IPC"在内的多个字段进行检索。检索时，可以使用"AND"、"OR"或"NOT"对多个检索词进行逻辑组配。每次检索最多可输入 19 个运算符和 20 个检索词，高级检索界面如图 6-20 所示。

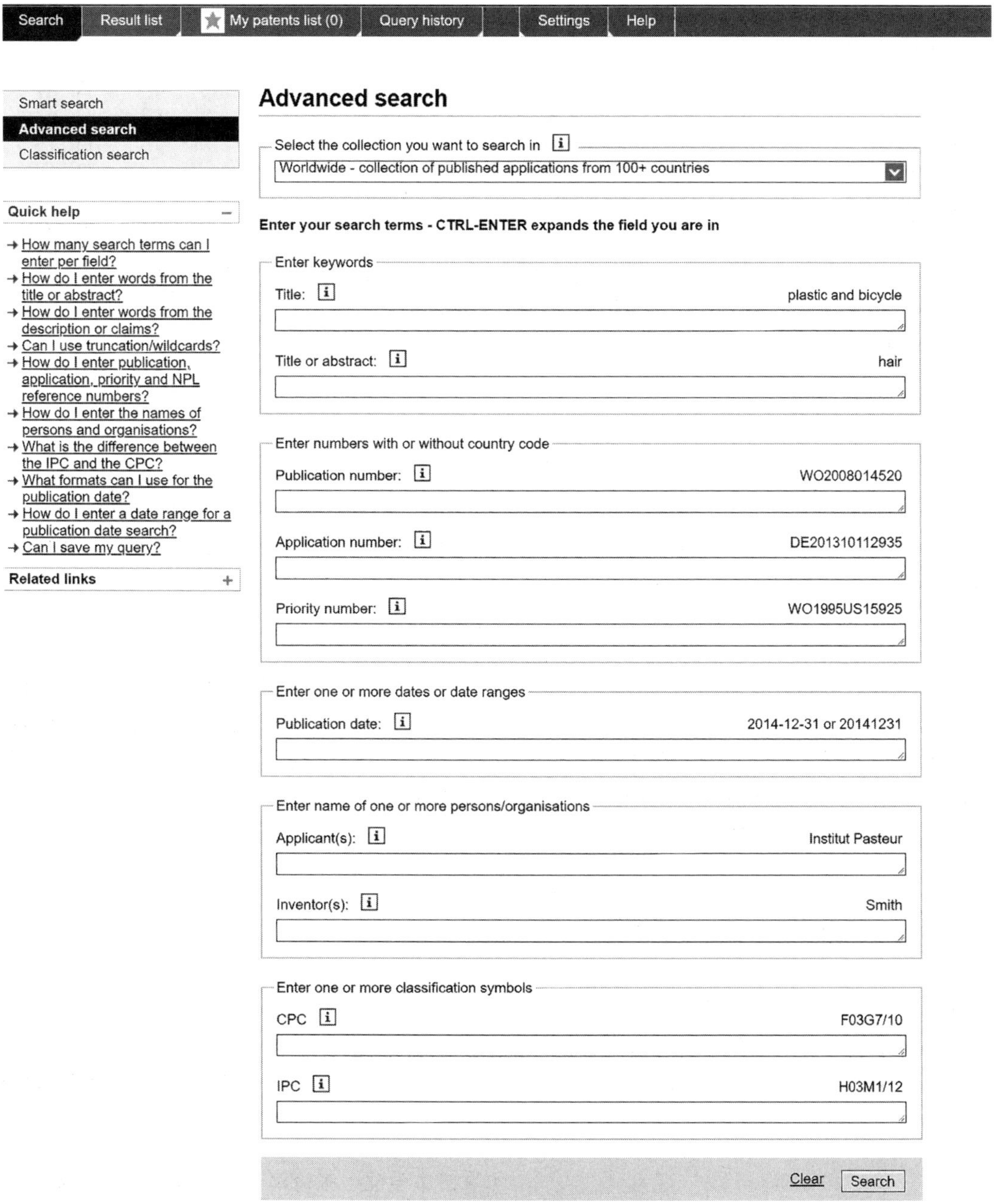

图 6-20　EPO 数据库高级检索界面

（三）分类检索

　　分类检索界面提供了按照 CPC 系统分类的专利，可逐级展开。检索人只需选择自己感兴趣的类别即可查询到相关的专利文献。检索人也可在检索框中键入分类标识或检索词完成专利文献分类检索，分类检索界面如图 6-21 所示。

Cooperative Patent Classification

□ A	HUMAN NECESSITIES	s
□ B	PERFORMING OPERATIONS; TRANSPORTING	s i
□ C	CHEMISTRY; METALLURGY	s i
□ D	TEXTILES; PAPER	s
□ E	FIXED CONSTRUCTIONS	s
□ F	MECHANICAL ENGINEERING; LIGHTING; HEATING; WEAPONS; BLASTING	s i
□ G	PHYSICS	s i
□ H	ELECTRICITY	s i
□ Y	GENERAL TAGGING OF NEW TECHNOLOGICAL DEVELOPMENTS; GENERAL TAGGING OF CROSS-SECTIONAL TECHNOLOGIES SPANNING OVER SEVERAL SECTIONS OF THE IPC; TECHNICAL SUBJECTS COVERED BY FORMER USPC CROSS-REFERENCE ART COLLECTIONS [XRACs] AND DIGESTS	s i

图 6-21　EPO 数据库分类检索界面

分类检索更常用的检索方式是将检索人感兴趣的相关分类直接输入到高级检索的分类输入框内，并进一步输入其他检索信息进行检索。同时利用检索词和分类相结合的检索方式，往往会得到更加满意的结果，检索人可尝试使用。

本 章 小 结

专利文献往往代表了最新的研究成果和技术，这是因为研究人员通常会将最新的成果在论文发表前首先申请专利予以保护，因此专利文献具有很好的前瞻性。系统地掌握专利文献的检索方法具有重要的意义。本章主要介绍了三种最常用的专利文献信息检索系统，包括中华人民共和国国家知识产权局专利检索系统、美国专利商标局专利检索系统和欧洲专利局专利检索系统，并侧重介绍其主要检索方法和使用特点。

思 考 题

1.请简要介绍专利的含义及种类。

2.请简要介绍专利文献的分类。

3.专利文献检索的目的有哪些？

4.请简要介绍常用专利信息的检索途径。

5.请查询发明人为"乔晓强"（河北大学）的全部专利，并查询每篇专利的法律状态及授权情况。

（淮阴工学院　张海江　河北大学　李　婉）

第七章 网络药学资源

PPT 课件

学习要求

1. 熟悉药学常用网络数据资源。
2. 了解药学常用网络资源能够提供的信息种类。

案例 7-1

有个 56 岁的老年人，女，患 2 型糖尿病三年，长期服用非磺酰脲类口服降糖药控制血糖，近几年体检空腹血糖维持在 6.1～7.0 mmol/L 之间。最近经常头晕，经连日多次测量，血压值均在 150/90 mm Hg 以上，需要服用抗高血压药。临床上抗高血压药物常见的有二氢吡啶类钙离子拮抗剂、血管紧张素转化酶抑制剂、血管紧张素受体 II 拮抗剂、利尿剂，以及 β-受体阻滞剂等，如何帮助她选择更合适的抗高血压药？

问题：

1. 作为药师，可以通过查询哪些数据库给出患者合理用药的建议？
2. 可以从哪些数据库查询到最新上市的抗高血压药物？

案例 7-2

黄芪为豆科植物蒙古黄芪或膜荚黄芪的干燥根，是在我国广泛种植和应用的一种中药。其药性甘，微寒，归脾、肺经。具有补气升阳、益卫固表、利水消肿、生津养血、行滞通痹、托毒排脓、敛疮生肌的功效。为发扬光大我国的传统中医药文化，需要对黄芪的质量控制及药理作用进行深入研究。

问题：

1. 有哪些网络资源可查询到黄芪的质量标准？
2. 有哪些网络资源可为研究黄芪的药理作用提供帮助，从而推测其作用机理？

目前，人类已经进入信息化和网络时代，互联网上有许多与药学相关的共享资源，这为药学工作者获取药学相关信息带来了很大的方便。此外，互联网上也有很多和药学研究相关的数据库，既有官方数据库，也有医药大数据服务商提供的数据库。本章主要介绍常用的网络药学资源和部分药学相关的数据库。

第一节 网络药学资源

一、药学信息网

药学信息网（PharmWeb）创建于 1994 年，是第一个提供药学相关信息资源的专业网站，网站采用分组分层式的索引结构，可满足检索人不同的检索需要。药学信息网用户覆盖了患者、医护人员及研究人员，使用范围遍及世界 170 多个国家和地区。该网站几乎囊括了网络上各种药学信息资源，包括药学会议（"Conferences/Meetings"）、网站讨论组（"PharmWeb Discussion Forum"）、药学院校（"World Wide Pharmacy Colleges/Departments/Schools"）、政府和管理机构（"Government and Regulatory Bodies"）、虚拟图书馆（"PharmWeb Virtual Library"）、继续教育（"Continuing/Further Education"）等二十多个大类。不仅如此，该网站还提供了大量专业网站链接，为从事药学工作的人员提供了极大的搜索便利。药学信息网主页如图 7-1 所示。

127

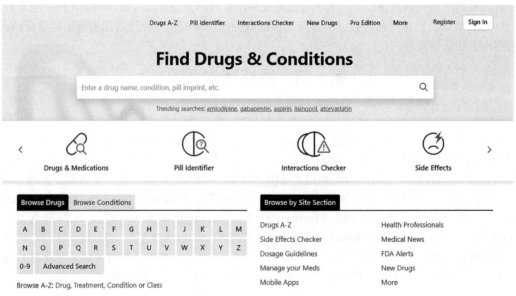

- please select - ▼ Go

PharmWeb Yellow Web

Serving the Patient and Health Professional

?

PharmSearch
Loading
What is PharmSearch?

Since its launch in 1994 PharmWeb has developed into the premier online community of pharmacy, pharmaceutical and healthcare-related professionals with over 40,000 self-registered users. The first pharmaceutical portal on the Internet has developed into an invaluable directory of information, including a library of archives from over 100 moderated discussion forums. To browse the site either jump to a section using the pull-down menu or scroll down the home page to see what PharmWeb has to offer. PharmWeb is a registered trade mark.

Visit a registered UK online pharmacy for discreet, professional advice and access to both prescription and non-prescription medication - subject to a medical consultation. You can buy treatments online for a wide range of conditions from The Independent Pharmacy.

Site Contents

Conferences/Meetings
Full programs of major pharmacy, pharmaceutical and health-related conferences around the world plus the PharmWeb Conference Calendar.

图 7-1　药学信息网主界面

二、药　品　网

药品网（Drugs.com）是最受欢迎、最全面和最新的在线药物信息来源网站，网站主页如图 7-2 所示。该网站提供了 24 000 多种处方药、非处方药和天然产物的信息。网站不定期更新网站数据，并提供多种服务，如"Drugs A-Z"、"Pill Identifier"、"Interactions Checker"和"New Drugs"等。

图 7-2　药品网主界面

Drugs A-Z 功能可以根据药物的通用名检索药物数据库"Drug Index A to Z"，查询药物的各种信息，如给药剂量、副作用和生产厂家等，如图 7-3 所示。

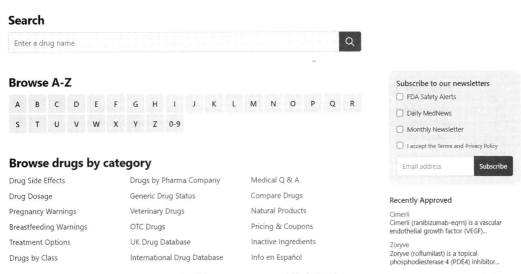

图 7-3　Drugs A-Z 检索界面

Pill Identifier 功能可以根据药片的形状、颜色，以及药片上的字母查询出药片的具体成分和相关信息，但此项功能仅限于美国 FDA 批准的处方药和非处方药中的片剂剂型，界面如图 7-4 所示。

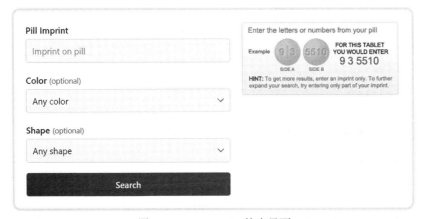

图 7-4　Pill Identifier 检索界面

如果患者同时服用多种药物，可以通过 Interactions Checker 功能查询药物之间的相互作用，避免不必要的副作用和不良反应，减少药物对患者的影响。这项功能可以帮助医生和药师，以及需要长期服用多种药物的患者查询相关信息，界面如图 7-5 所示。

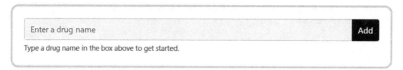

Drug Interactions Checker

Start typing a drug name and select the best match from the list of suggestions. Repeat the process to add multiple drugs. Once your list is complete, you can check for interactions immediately or save your list for future reference.

> Enter a drug name   Add
>
> Type a drug name in the box above to get started.

To view your **previously saved lists**, please sign in.

What are drug interactions?

Anytime you take more than one medication, or even mix it with certain foods, beverages, or over-the-counter medicines, you are at risk of a drug interaction. Most drug interactions are not serious, but because a few are, it is important to understand the possible outcome before you take your medications.

- **Drug-drug interactions** - These are the most common type of drug interaction. The more medications you take, the greater the chance for your drug interacting with another medicine. Drug-drug interactions can decrease how well your medications work, may increase minor or serious unexpected side effects, or even increase the blood level and possible toxicity of a certain drug. For example, if you take a pain medication, like Vicodin, and a sedating antihistamine, such as Benadryl, at the same time you will have an additive amount of drowsiness as both medications cause this side effect.

图 7-5　Interactions Checker 检索界面

New Drugs 可以查询 FDA 最近审批的药物情况，包括新批准的药物和已批准药物新的适应证，检索界面如图 7-6 所示。

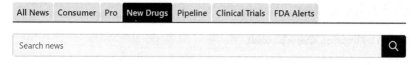

New Drug Approvals

All News　Consumer　Pro　**New Drugs**　Pipeline　Clinical Trials　FDA Alerts

> Search news   🔍

The following drugs have recently been approved by the FDA. Includes newly approved drugs and new indications for drugs already approved.

See also: Generic approvals, Approval process, New indications & dosage forms

ADVERTISEMENT

Cimerli (ranibizumab-eqrn) Intravitreal Injection

Company: Coherus BioSciences, Inc.
Date of Approval: August 2, 2022
Treatment for: Macular Degeneration, Macular Edema, Diabetic Macular Edema, Diabetic Retinopathy, Myopic Choroidal Neovascularization

Cimerli (ranibizumab-eqrn) is a vascular endothelial growth factor (VEGF) inhibitor, interchangeable biosimilar to Lucentis indicated for the treatment of neovascular (wet) age-related macular degeneration (AMD), macular edema following retinal vein occlusion (RVO), diabetic macular edema (DME), diabetic retinopathy (DR), and myopic choroidal neovascularization (mCNV).

- FDA Approves Cimerli (ranibizumab-eqrn), an Interchangeable Biosimilar to Lucentis - August 2, 2022

- Cimerli FDA Approval History

图 7-6　New Drugs 检索界面

三、药物在线

药物在线（Drugfuture.com）是国内药学数据库检索的重要网站之一，网站提供了药物数据、专利数据、药学专题和图书馆等多种数据库的检索，满足药学专业人员在工作和学习中的多种检索需求。其中使用较多的是药物数据项下的药品标准查询数据库、化学物质索引数据库、化学物质毒性数据库、药用辅料数据库、药物合成数据库和有机人名反应库，以及专利数据项下的中国专利全文下载、Patent9 专利在线、美国专利全文下载，以及欧洲专利全文下载数据库等，主界面如图 7-7 所示。

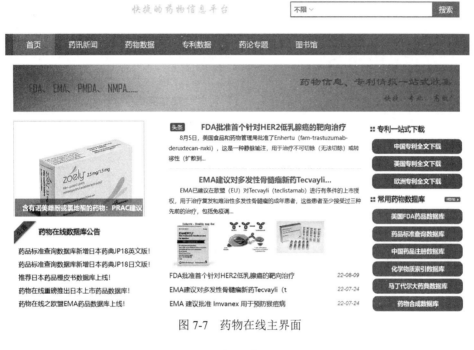

图 7-7　药物在线主界面

四、药智网

药智网是国内较早对医药数据开展深度加工、结构化重构、可视化呈现，以及大数据挖掘、分析和利用的医药大数据服务商。旗下拥有药智数据、药智咨询、药智新闻和药智论坛等子网站。通过药智网数据库，可检索到药品、医疗器械、中药材、化妆品、食品、疾病、药品标准、中国药典、国外药典、药品中标、药品价格、药品注册及医保目录等信息。注册后，药智网可免费提供一些基本信息的查询，但是定制相关报告需要付费。近年来，药智网增加了仿制药一致性评价及专利链接，为医药从业人员提供数据查询。

药智数据的检索界面如图 7-8 所示，通过输入关键词可以查询到药品研发、生产检验、合理用药、市场信息和药物化学等相关信息，而每一部分又分为几项，如生产检验项下有中国药品标准、国外药典、红外光谱图、美国橙皮书、药品质量不合格公告和仿制药参比制剂目录等，每一项均有相应的链接内容，可供查看下载。

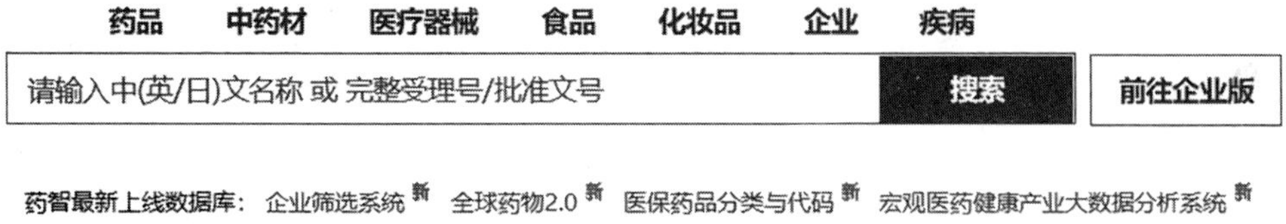

图 7-8　药智数据检索界面

如我们要查询"硫酸阿米卡星"的检验方法，在检索框中输入"硫酸阿米卡星"，点击"搜索"按钮，在输出结果中点击"中国药品标准"，就可看到相应的数据信息（图7-9），可查阅并下载（部分资源免费，有些需要付费）。

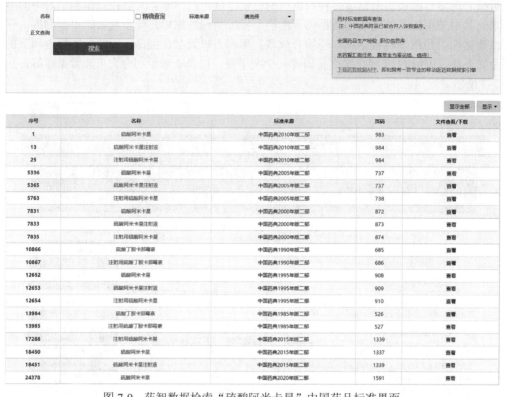

图 7-9　药智数据检索"硫酸阿米卡星"中国药品标准界面

五、其他网络药学资源

1. 国家药品监督管理局网站　是国家药品监督管理局信息发布、提供在线服务、与公众互动交流的平台，包括机构概况、政务公开、药品、医疗器械和化妆品五个二级界面。目前，国家药品监督管理局数据查询系统正式上线，可供药学工作者更快速查询药品、医疗器械和化妆品等的相关信息。

2. 中国食品药品检定研究院　是国家检验药品、生物制品质量的法定机构和最高技术仲裁机构，依法承担实施药品、生物制品、医疗器械、食品、保健食品、化妆品、实验动物、包装材料等多领域产品的审批注册检验、进口检验、监督检验、安全评价及生物制品批签发，负责国家药品、医疗器械标准物质和生产检定用菌毒种的研究、分发和管理，开展相关技术研究工作。其主页有数据查询的二级界面，可查询药品、药包材、医疗器械等的标准，还提供药品补充检验方法和检验项目，以及进口报告书查询等功能。

3. 国家药典委员会　在工作动态栏目中有中药、化药、生物制品、药用辅料、药包材以及通则等标准公示，在公众服务栏目下的指纹图谱中，可以查询植物油和提取物、成方/单味制剂、中药注射剂等的指纹图谱。

4. 美国食品药品监督管理局　是美国国家食品药品监督管理机构，其网站设置有食品（"Food"）、药品（"Drugs"）、医疗器械（"Medical Devices"）、放射性产品（"Radiation-Emitting Products"）、疫苗、血液和生物制剂（"Vaccines, Blood, and Biologics"）、动物和兽医（"Animal and Veterinary"）、化妆品（"Cosmetics"）、烟草制品（"Tobacco Products"）等栏目，提供药物信

息、安全性和可用性（"Drug Information, Safety, and Availability"）、药物批准和数据库（"Drug Approvals and Databases"）、药物开发和审查过程（"Drug Development and Review Process"），指南、合规性和法规信息（"Guidance, Compliance, and Regulatory Information"）、致敏性（"Allergenics"）和医疗器械安全（"Medical Device Safety"）等信息，这些信息可为药学工作人员提供参考。

5. 美国 FDA 药品数据库　涵盖了目前所有经 FDA 批准在美国上市或曾经上市的全部药品，可查询 FDA 批准的药品审批注册信息及相关文件、专利数据、市场保护等信息，此数据库每周更新。美国 FDA 药品数据库还提供了日本上市药品数据库、FDA 全球物质注册数据库、美国 FDA 药品橙皮书数据库、美国 FDA 生物制品紫皮书数据库、美国 FDA 药品 DMF 数据库、美国药品 NDC（国家药品编码）与药品说明书数据库、美国 FDA 药品专利数据库、美国 FDA 药品辅料数据库、欧盟 EMA 药品数据库、欧盟 HMA 药品数据库、专利下载数据中心、化学物质索引数据库、化学药物合成数据库和化学物质毒性数据库等数据库的链接。

第二节　药学相关数据库

一、PubChem 数据库

PubChem 数据库是由 NIH 支持，基于美国国家生物技术信息中心生物信息平台的一个开放数据库。该数据库于 2004 年 9 月启动，旨在促进小分子数据资源的公共利用。PubChem 数据库包括三个子数据库：① PubChem Substance 用于存储机构和个人上传的化合物原始数据，现有数据 8.7×10^6 条；② PubChem Compound 用于存储整理后的化合物化学结构信息，现有化学结构 3×10^7 个；③ PubChem BioAssay 用于存储生化实验数据，目前有生化实验超过 5.8×10^5 项，实验数据主要来自高通量筛选实验和科技文献。三个数据库彼此联系，可以互相访问，并与 NIH 下属的其他蛋白、核酸、基因和文献等数据库相链接，帮助检索人快速获取相关信息。

在 PubChem 主页检索框输入检索词可进行快速检索，检索词支持输入化合物名称、分子式、结构式、各类代码（如 CAS ID 号、Smiles 和 InchI 表达式等），或基因名、靶点名称等，并提供专题检索功能，如图 7-10 所示。

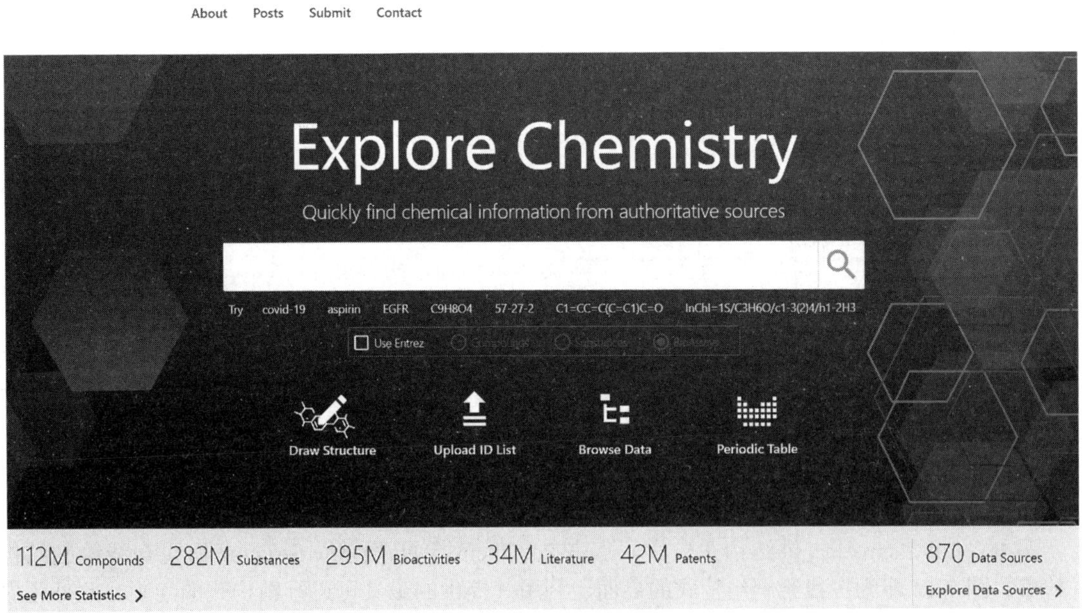

图 7-10　PubChem 主界面

图 7-11 为输入阿司匹林的"Smiles 表达式"的检索结果界面。图 7-12 为输入"aspirin"后得到的检索结果界面。

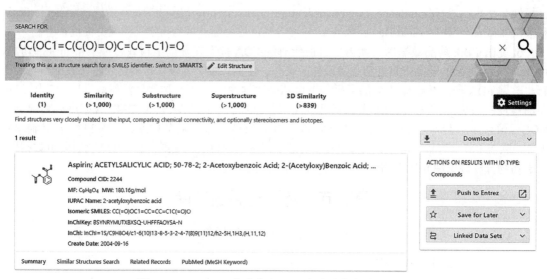

图 7-11　PubChem 化合物 Smiles 表达式检索结果界面

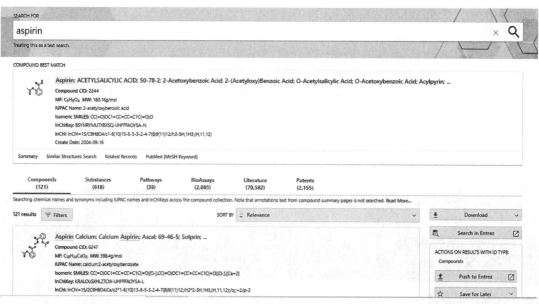

图 7-12　PubChem 化合物名称检索界面

点击"Compounds"目录下第一条查看详情。如图 7-13 所示，首先可以看到 aspirin 信息概览，包括"PubChem CID"、结构（"Structure"）、化学安全分类（"Chemical Safety"）、分子式（"Molecular Formula"）、同义词（"Synonyms"）、分子量（"Molecular Weight"）和数据更新时间（"Dates"），并提供 aspirin 药理功能注释和肝毒性信息，提供 NCI Thesaurus、LiverTox 和 DrugBank 数据库链接。右侧栏为该页面所展示的信息目录。

另外，PubChem 还提供结构式检索，点击 PubChem 主页"Draw Structure"可在线绘制结构并检索。图 7-14 即为在线绘制结构式的界面，利用其提供的工具可进行结构式的绘制。此外还提供对检索条件的保存和调用功能。

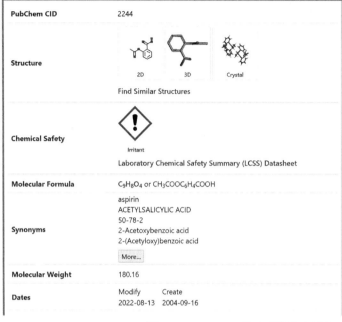
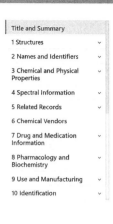

图 7-13　PubChem 检索所得信息详情

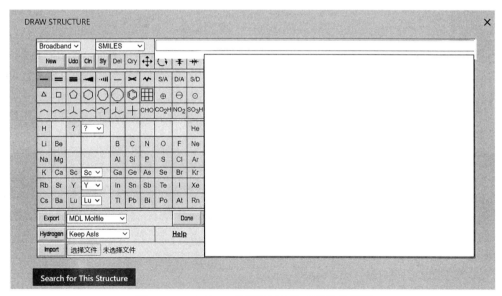

图 7-14　PubChem 在线绘制结构式及检索界面

二、PDB 数据库

PDB 蛋白质结构数据库（Protein Data Bank，PDB）是美国 Brookhaven 国家实验室于 1971 年创建，由结构生物信息学研究合作组织（Research Collaboratory for Structural Bioinformatics，RCSB）维护。和核酸序列数据库一样，可以通过网络直接向 PDB 数据库提交、下载、查询相关数据。PDB 数据库主页如图 7-15 所示。

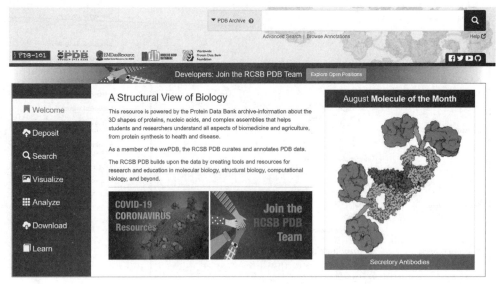

图 7-15　PDB 数据库主页

　　PDB 数据库目前主要收集生物大分子（蛋白质、核酸和多糖）2.5 维（以二维的形式表示三维的数据）结构，是通过 X 射线单晶衍射、核磁共振、电子衍射等实验手段确定的蛋白质、多糖、核酸、病毒等生物大分子的三维结构数据库。其内容包括生物大分子的原子坐标、参考文献、一级和二级结构信息，也包括了晶体结构因数以及 NMR 实验数据等。PDB 数据库允许检索人采用各种方式以及布尔逻辑组合（AND、OR 和 NOT）进行检索，可检索的字段包括功能类别、PDB 代码、名称、作者、空间群、分辨率、来源、入库时间、分子式、参考文献、生物来源等。

三、ChEMBL 数据库

　　ChEMBL 数据库是欧洲生物信息研究所（European Bioinformatics Institute，EBI）开发的免费在线数据库，主页如图 7-16 所示。ChEMBL 数据库通过从大量文献中收集的数据，为药学相关人员提供了一个非常便利的查询靶点或化合物的生物活性数据平台。ChEMBL 数据库实时更新，截至 2022 年 5 月 18 日，该数据库共收集了 14 855 个靶点，215.7 万个化合物，以及相关生物活性测试和文献资料等。

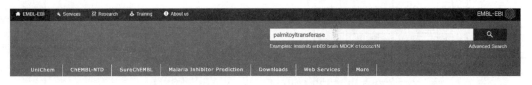

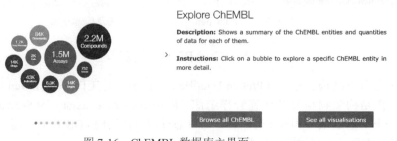

图 7-16　ChEMBL 数据库主界面

通过ChEMBL数据库，检索人可快速查询到某个靶点目前已报道的相关化合物及其活性信息，也可以查询某个化合物在哪些靶点做过生物活性测试及其数据。这些数据都来源于已报道的文献，数据较为可靠，且能够溯源。通过该数据库，检索人可以节省大量查阅文献和收集化合物数据的时间，快速获取准确的化合物及其生物学信息，进一步提升了药物设计和开发的速度。ChEMBL数据库有数据浏览、数据检索和可视化三大核心功能板块。

数据浏览功能：在首页点击词云图中感兴趣的数据分类条目（"Documents"、"Cells"、"Drugs"、"Indications"、"Compounds"、"Assays"、"Mechanisms"、"Targets"或"Tissues"）可直接进行数据浏览，或者点击"Browse all ChEMBL"进入数据浏览界面，同样可以选择感兴趣的数据分类条目。在数据浏览界面，每个数据类型目录下的左侧栏都提供Filter功能，可以选择感兴趣的条目对该数据类型进行筛选，之后点击右上角下载按钮可以直接下载，或在右上角检索感兴趣的条目，左上角可切换以表格或图标形式展示。每个数据类型下，Filter栏右上角点击设置可添加更多过滤条件，便于搜索目标信息。

数据检索功能：在ChEMBL数据库右上角检索框中可直接输入化合物名称或结构式（Smiles格式）、靶基因、细胞系或组织进行快速检索。也可点击"Advance Search"进入高级检索界面，提供3种检索方式。①以结构式进行检索：可在线绘制化合物结构式并精确检索或以绘制的亚结构进行检索。②以靶基因序列进行检索：可输入或上传序列文件进行检索，点击"supported format"进入帮助文档可查看支持的文件格式。③支持以药物化合物或靶基因ChEMBL ID进行检索。

可视化板块：点击首页"See all visualizations"可进入相应界面，可视化板块主要是对数据库各个数据类型的统计结果，用于整体上探索数据库，各个图形中均可点击某个感兴趣模块查看详细信息。除此之外，还可以对检索结果进行可视化。

另外，ChEMBL还提供了SureChEMBL、UniChem、ChEMBL-NTD等子数据库。SureChEMBL有功能齐全的专业检索服务，可为企业用户提供所有的专利化学产品；UniChem则建立了基于结构的化学资源之间的"链接"；ChEMBL-NTD和MAIP（Malaria Inhibitor Prediction）模块为疟疾相关药物研究数据库。

四、DrugBank数据库

DrugBank数据库是加拿大阿尔伯塔大学将详细的药物数据和全面的药物目标信息结合起来，结果经实验验证真实可靠的生物信息学和化学信息学数据库，主页如图7-17所示。

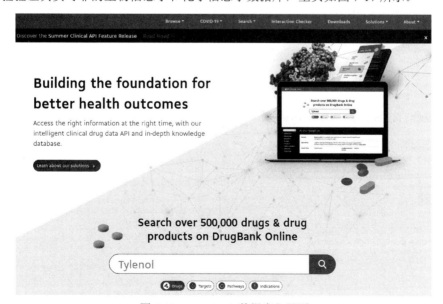

图7-17　DrugBank数据库主界面

DrugBank 数据库全面整合了药物的相关化学结构、药理作用、作用蛋白靶点和生理通路等信息，还能够提供许多内置的工具，用于查看、排序、搜索，以及提取文本、图像、序列或结构数据。自创立以来，DrugBank 数据库已被广泛应用于计算机药物结构数据检索、药物"复原"、药物对接或筛选、药物代谢预测、药物靶点预测和一般药学教育等。

DrugBank 数据库最大的特色是它支持全面而复杂的搜索，可通过"Drugs"、"Targets"、"Pathways"、"Indications"四个不同检索界面输入检索标识进行检索，还支持小分子相似性检索靶点，根据靶点序列搜索药物小分子，同时还有药物所属的药品分类信息等。结合 DrugBank 可视化软件，能让检索人非常容易地检索到新的药物靶标、比较药物结构、研究药物机制以及探索新型药物等。

五、SwissTargetPrediction 数据库

SwissTargetPrediction 数据库主页如图 7-18 所示。SwissTargetPrediction 数据库基于与已知化合物二维和三维结构的相似性来预测化合物的靶标，预测可以在人、大鼠、小鼠三种不同物种中进行。SwissTargetPrediction 数据库可为每个预测靶标提供一个分数，以评估预测正确的可能性；它还通过不同物种之间的同源性映射进行预测，并提供正确可能性得分。SwissTargetPrediction 数据库使用非常简单，只需要在检索框中输入化合物的 Smiles 表达式或者直接画出结构式即可预测化合物的靶标。

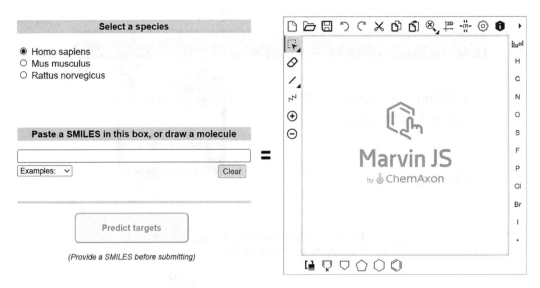

图 7-18　SwissTargetPrediction 数据库主界面

六、KEGG 数据库

KEGG（Kyoto Encyclopedia of Genes and Genomes）数据库是一个整合了基因组、化学和系统功能信息的数据库，其主页如图 7-19 所示。KEGG 数据库把从已经完整测序的基因组中得到的基因目录与更高级别的细胞、物种和生态系统水平的系统功能关联起来，这是 KEGG 数据库的特色。与其他数据库相比，KEGG 的另一个显著特点就是具有强大的图形功能，它利用图形而不是繁缛的文字来介绍众多的代谢途径以及各途径之间的关系，这样可以使研究者能够对其关注的代谢途径有更直观全面的了解。

KEGG 数据库的核心为 KEGG ORTHOLOGY 和 KEGG PATHWAY 数据库。在 KEGG ORTHOLOGY 数据库中，将行使相同功能的基因聚在一起，称为 Ortholog Groups（KO entries），每个 KO 包含多个基因信息，并在一至多个 pathway 中发挥作用。在 KEGG PATHWAY 数据库中，将生物代谢通路划分为 6 类，分别为：细胞过程（"Cellular Processes"）、环境信息处理（"Environmental Information Processing"）、遗传信息处理（"Genetic Information Processing"）、人类疾病（"Human Diseases"）、新陈代谢（"Metabolism"）、生物体系统（"Organismal Systems"），其中每类又被系统分类为二、三、四层。第二层目前包括有 43 种 pathway，第三层即为其代谢通路图，第四层为每个代谢通路图的具体注释信息。

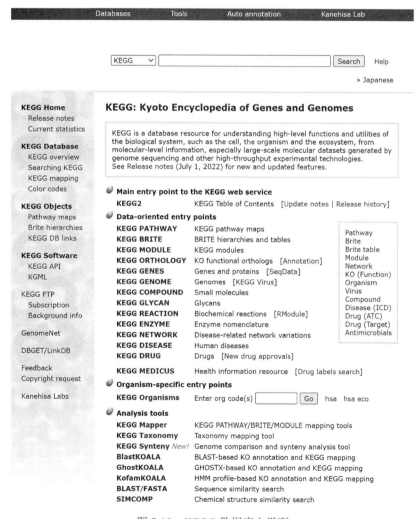

图 7-19 KEGG 数据库主界面

七、国家基因组科学数据中心数据库

国家基因组科学数据中心（National Genomics Data Center，NGDC）是中国国家生物信息中心（CNCB）的重要组成，旨在建立生命与健康大数据汇交存储、安全管理、开放共享与整合挖掘研究体系，研发大数据前沿交叉与转化应用的新方法和新技术，建成支撑我国生命科学发展、国际领先的基因组科学数据中心。NGDC 目前拥有 1.6 Gbps 网络带宽，8000 个计算核心，250 TFlops 计算资源和 25 PB 存储资源。目前已为 79 家院校提供服务，每天有超过 600 名活跃在线用户，涉及国家重点研发计划、国家自然科学基金、中国科学院战略重点研究计划等 60 多个研究项目。

NGDC 主页如图 7-20 所示。NGDC 为检索人提供了一个广泛的、共享的生物数据库集合，包括数据库（"Databases"）、工具（"Tools"）和标准（"Standards"）等方面的数据。研究人员可以把自己的研究成果上传到该数据库中，也可以从数据库中下载资料使用，也可进行序列搜索比对。NGDC 文献库中包括摘要和全文信息，目前已有 3400 多万册出版物，研究人员可以从中搜索自己感兴趣的文献。另外还有生物工具软件、生物项目库、生物样本库、组学原始数据归档库、人类组学原始数据库、多元数据归档库、基因组序列库、基因组变异库和生物数据库目录等资源可以利用。

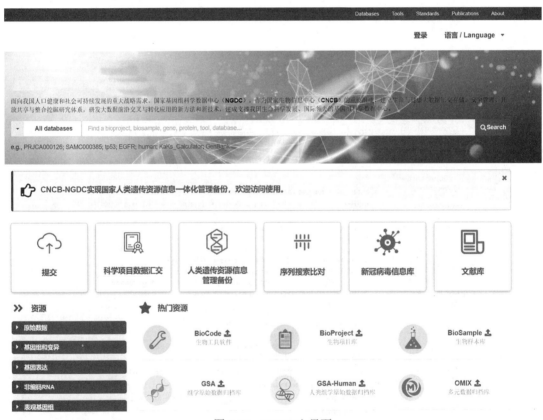

图 7-20 NGDC 主界面

八、STITCH 数据库

STITCH（Search Tool for Interacting Chemicals）数据库是成分蛋白相互作用数据库，可探索已知的和预测的化学物质与蛋白质的相互作用，其主页如图 7-21 所示。STITCH 数据库约包含有 3722 万个化学小分子，蕴含丰富的药物信息。STITCH 数据库是一个开源的免费数据库，其底层数据包括验证数据以及预测数据，因此在数据量上完全可以满足一般的研究需求。同时，所有的底层数据都提供下载，包括化合物、蛋白和互作关系等，是研究网络药理学常用的数据库之一。

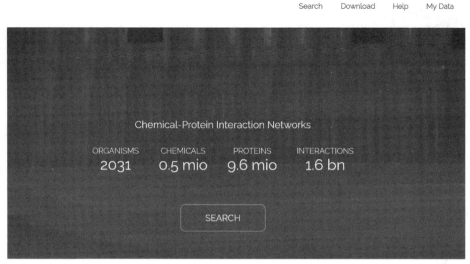

图 7-21 STITCH 数据库主界面

STITCH 数据库提供多种检索方式，包括提供化合物或蛋白的名称（"Item by name"）、化学结构 ["Chemical structure(s)"]、蛋白序列 ["Protein sequence(s)"] 以及多个蛋白或化合物名称同时检索（"Multiple names"），如图 7-22 所示。

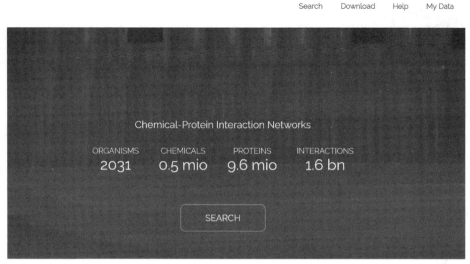

图 7-22 STITCH 数据库检索界面

九、UniProt 数据库

UniProt（Universal Protein）数据库是欧洲生物信息研究所（EMBL-European Bioinformatics Institute）、瑞士生物信息学研究所（Swiss Institute of Bioinformatics）和蛋白质信息资源（Protein Information Resource）之间的合作项目，是包含蛋白质序列、功能信息和研究论文索引的蛋白质数据库。为了向科学界提供蛋白质序列和功能信息的单一集中权威资源，整合了 Swiss-ProtTrEMBL 和 PIR 蛋白质数据库，形成 UniProt 联盟并形成三层蛋白质序列数据库：UniProt 存档（"UniParc"）、UniProt 知识库（"UniProt"）和 UniProt 参考（"UniRef"）。UniProt 知识库是一个全面、分类完整、丰富和准确的注释蛋白质序列库，具有广泛的交叉引用及多种查询界面。核心部分由两部分组成：UniProt/Swiss-Prot（具有完全手动注释的条目），UniProt/TrEMBL（具有自动分类和注释的条目）。检索人可以在线访问浏览相关资料，如图 7-23 所示。

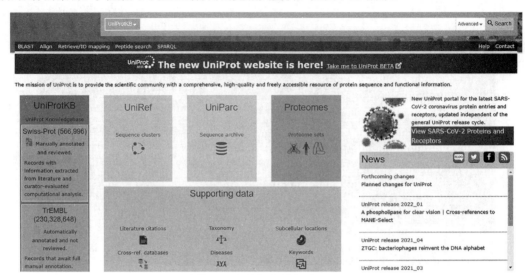

图 7-23　UniProt 数据库检索界面

十、Reaxys 数据库

Reaxys 数据库是 Elsevier 旗下 Life Science 产品线中基于数据深度提炼与挖掘，且可以整合内部与外部化学相关学科科学数据的，集信息检索、分析和数据科学应用的数据库，主页如图 7-24 所示。Reaxys 数据库学科包含化学、化工、材料、医药学、生工、生科、环境、农林等 16 类化学相关领域，内容覆盖 16 000 多种期刊，并几乎包含了所有理工科的发明应用型专利。Reaxys 数据库包括了文献文摘，专利文摘，化合物物化性质数据、小分子临床前生物活性数据、化合物分析数据（色谱，核磁等）、化学反应数据及其操作方法。此外，Reaxys 数据库还具有一键构建化合物合成计划（最新版含 AI 设计）、构建小分子药物 SAR 构效、多种组合检索功能，以及导出数据用于模型训练等特色功能；另外，Reaxys 数据库还为检索人提供数据定制服务、清洗数据、整合数据，以及提供工作站训练模型等。

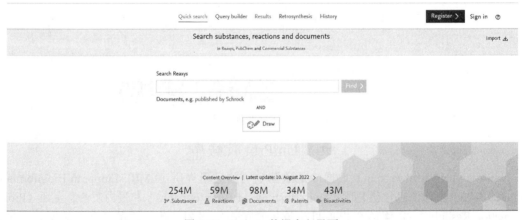

图 7-24　Reaxys 数据库主界面

Reaxys 数据库检索界面简单易用，提供了物质（"substances"）、反应（"reactions"）、文献（"documents"）等三种检索方法，可以用化合物名称、分子式、CAS 登记号、化学反应等进行检索。

Reaxys 数据库还提供了在线书写结构式进行检索的方法，并具有数据可视化、分析及合成设计等功能，可满足药学及相关学科研究的需要。

本 章 小 结

本章主要介绍了网络药学资源以及可以支撑网络药理学研究常用的数据库，这些资源和数据库的合理使用可为临床用药、药品检验、药理研究、新药开发提供海量的数据，为新药研发、中药药理作用阐释和药物的临床应用提供数据资源。

思 考 题

1. 如何查询某个药物的作用、用法用量和副作用等相关信息？
2. 中药五味子有保肝护肝的作用，如果要进一步研究其保肝护肝作用，需要用到哪些数据库？
3. 在制定一个药品标准时，有哪些网站可以查询到参考资料？
4. 从 NGDC 网站上，能查询到哪些与创新药物研发相关的信息？
5. 已知中药人参中含有人参皂苷 Rb_1，其结构已经确证，如何找到其可能的作用靶点？

（河北大学　宋亚丽）

第八章 文献管理与阅读

学习要求

1. 掌握 EndNote 数据库建立方法及其在论文撰写中的应用。

2. 熟悉文献阅读的方式和技巧，以及文献跟踪阅读的主要方法。

3. 了解 EndNote 软件的菜单栏和工具栏的主要功能。

本书之前各章主要介绍了各种类型文献的检索方法和技巧，这对科研工作者成功地获取文献非常重要。然而，随着个人文献数量的急剧增加，如何从众多文献中快速查询到所需文献，对提高科研人员的工作效率非常重要。基于此，本章第一节主要介绍文献管理技巧，并重点介绍目前广泛采用的 EndNote 文献管理软件，本章第二节将进一步介绍文献阅读的技巧。

第一节 文 献 管 理

纵观人类社会发展的历史，信息传播的速度今非昔比。20 多年前，当期刊上发表一篇文章，到印刷出来，再到学校图书馆，至少需要几个月的时间。现今，一篇文章被接收后，网络数据库很快就能刊载全文，如果开通邮件订阅功能，不用登录数据库即可在邮箱中获取该文章的信息。极快的文献更新速度，如此庞大的文献体系，使得科研工作者的文献库也越来越庞杂。因此，如何从个人众多的文献库中快速查找所需文献，对提高科研人员的工作效率非常重要。

在文献管理软件未普及之前，科研人员通常将所下载文献按方向或类别进行分类，放置于不同的文件夹中，每篇文献标明文献的出版日期、文献题目、作者或关键词等信息，以分类总结。随着文献量的增加，这种传统的文献管理方式往往效率较低。中国科技大学罗昭锋老师在文献管理方面有深入的研究和独到的见解，他曾开玩笑说："21 世纪，如果你依然用几十年前的手段管理文献的话，我只能问你：你是从唐朝穿越过来的吧？"

文献管理软件的出现极大地提高了文献的管理和利用效率。文献管理软件主要具备以下功能：①构建个人文献数据库。数据库容易携带、存储、备份，并具备多种导入方式，包括 Google Scholar 搜索直接导入、国内外在线数据库直接导入、本地文件或文件夹导入等。②文献管理功能。方便阅读和编辑文献信息；关联文献题录与本地电脑中的 PDF 原文，便捷管理；数据库文献查询方式简单方便，能统计分析。③在线全文直接下载或求助。软件内置常用数据库搜索引擎，可在软件内直接对数据库进行检索，并将结果直接导入文献数据库中。如果检索人所在机构具有全文下载的权限，还可直接下载全文，省去了来回穿梭于各个数据库网站的麻烦。④辅助论文写作功能。易与 Word 联用，编辑参考文献格式，在 Word 中轻松按投稿期刊格式要求插入所引用的参考文献，即写即引，实现论文写作过程中参考文献引用的自动化。⑤注释、笔记、标识和附件管理功能。使用者可方便地为文献题录添加注释或笔记，诸如日记、科研心得、重点摘抄、论文草稿等瞬间产生的隐性知识，便于后续文献的再阅读；读者阅读文献时积累的注释和笔记，还可通过插件功能添加到相应位置；此外，任何的附件内容，包括语音、视频等资料均可通过添加多附件的功能进行统一管理。

目前常见的文献管理软件种类多样，国外推出的主要有 EndNote、Reference Manager、ProCite 和 RefWorks 等，中文文献管理软件主要包括 NoteExpress、医学文献王和文献之星等。笔者根据文献管理软件的检索、导入、管理等功能的不同，比较了几种常用文献管理软件的性能差异，见表 8-1。

表 8-1 常用文献管理软件功能比较

	EndNote	ProCite	RefWorks	NoteExpress	医学文献王
在线检索导入题录	442 个，可添加，不支持中文数据库在线检索	支持	800 多个，不支持中文数据库在线检索	230 多个，支持中文数据库在线检索	支持
数据库网站检索导入题录	支持中英文	支持中英文	支持中英文	支持中英文	支持中英文
PDF 导入题录	支持	不支持	不支持，可手动添加	支持	部分支持
手动导入题录	支持	支持	支持	支持	支持
网页内容抓取为题录	不支持	支持	支持	支持	支持
RSS 订阅	不支持	不支持	支持	不支持	支持
查重	支持	支持	支持	支持	支持
分组	支持	支持	支持	支持	支持
全文下载	支持	—	不支持	支持	支持
附件添加	PDF、音频、视频、文本、网页、图表	—	PDF、文本	PDF、音频、视频、文本、网页、图表	音频、视频、文本、网页、压缩文件、可执行文件、图片、笔记
查阅全文	支持	支持	支持	支持	支持
库内检索功能	支持题录、全文、笔记检索	支持题录检索	支持题录检索	支持题录、笔记检索	支持题录检索

本节以 EndNote 管理软件为例，并结合药学文献检索特点，对 EndNote 软件的工作原理与功能、菜单栏和工具栏功能进行简要介绍，并从整个软件的两个架构，包括数据库的建立与数据库的应用两方面分别进行详细介绍。

一、EndNote 工作原理与功能

EndNote 由汤姆森路透公司在 20 世纪 80 年代推出，是目前应用最为广泛的文献管理软件。EndNote 可实现对互联网中不同数据库文献资源的建库、分类、生成、下载并插入相应参考文献条目，可简便快捷地对个人文献资源进行管理和使用。EndNote 软件工作原理及功能示意图如图 8-1 所示。其功能主要包括两方面，第一，将各类文献采用 Filters 整理建库，以比较直观的形

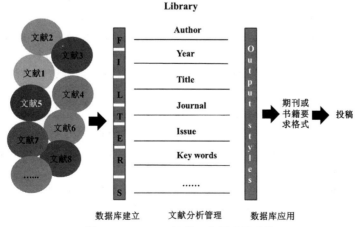

图 8-1 EndNote 软件工作原理及功能

式显示文献，方便文献管理；第二，在论文写作过程中，利用"Output Styles"按照期刊或书籍形式编辑参考文献格式，进行输出，辅助论文写作和投稿。EndNote 支持的国际期刊参考文献格式可达上千种，写作模板有上百种，涵盖各个领域的期刊。

二、EndNote 菜单栏与工具栏

（一）菜单栏

以 EndNote 管理软件 X7 版本为例，软件菜单栏包括如下七个部分（图 8-2），文件（"File"）、编辑（"Edit"）、参考文献（"References"）、组别（"Groups"）、工具（"Tools"）、窗口（"Window"）和帮助（"Help"）。以下对经常使用到的"File"、"Edit"、"References"和"Groups"菜单栏进行详细介绍。

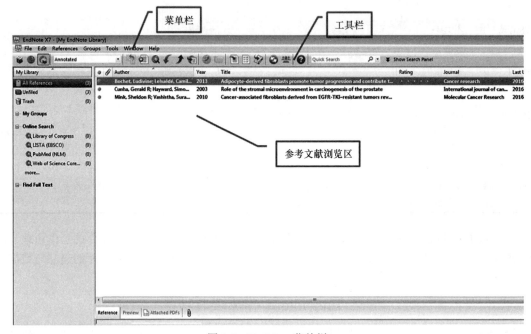

图 8-2　EndNote 菜单栏

1. File 菜单栏（图 8-3）　主要涉及 EndNote 数据库的管理："New"表示新建数据库；"Open Library"表示打开本地数据库；"Open Shared Library"表示通过 EndNote 账户共享数据库；"Open Recent"右侧三角号显示最近常打开的数据库，可直接选择打开相应数据库；"Close Library"表示关闭数据库；"Save a Copy"表示复制数据库；"Export"与"Import"表示将文献或文件导出或导入数据库，其中"Import"包含多种文献导入转换格式（EndNote X7 版本包含 455 种转换格式）（图 8-4）；"Compressed Library(.enlx)"表示压缩数据库，可在出现的如图 8-5 所示对话框界面压缩数据库内所有文献题录或需要的文献题录，并根据是否需要附件内容进行保存；"Exit"表示退出文献管理软件。

2. Edit 菜单栏（图 8-6）　主要包括文献题录的剪切、复制、粘贴、清除、全选、去重、查找和替换，字体、字号、格式编辑，以及文件输出格式（"Output Styles"）、Filters 导入（"Import Filters"）、连接文件（"Connection Files"）和偏好设置（"Preferences"）。"Output Styles"是论文撰写中的文献格式，在论文写作插入文献时应用，可直接下载官方已有的格式，或者根据需要自行编写。"Import Filters"可以新建 filter，或者打开 filter 管理器编辑管理已有的 filter。最后一项"Preferences"是根据个人习惯设置 EndNote 中的参数，如"Display Fields"表示 EndNote 主界面文献所需要显示的内容或顺序（图 8-7）。

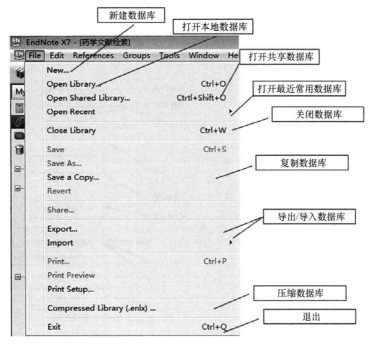

图 8-3　EndNote File 菜单栏

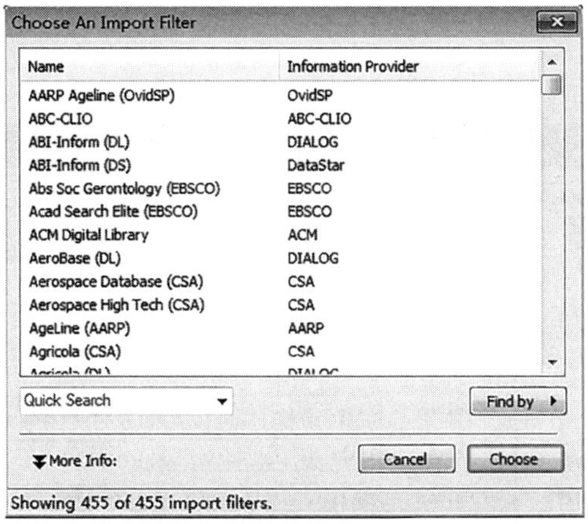

图 8-4　EndNote Import Filter 界面

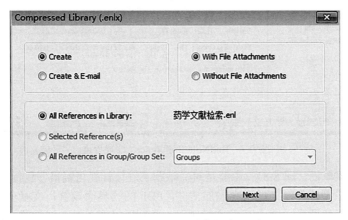

图 8-5　EndNote 压缩数据库界面

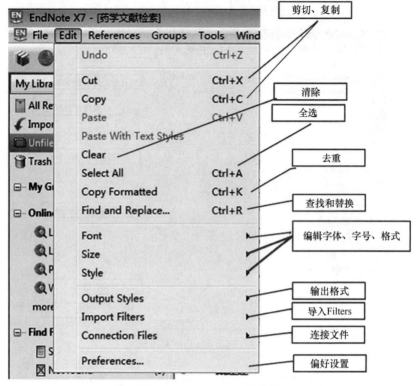

图 8-6 EndNote Edit 菜单栏

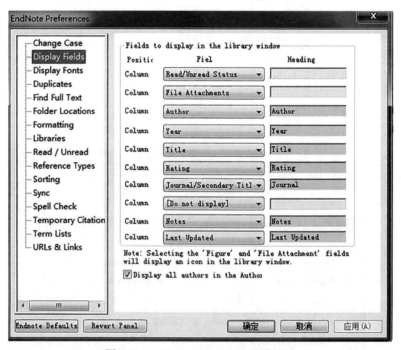

图 8-7 EndNote Preferences 设置界面

3. References 菜单栏（图 8-8） 主要是对文献题录进行管理与编辑，包括新建、编辑、移动、拷贝题录，发送题录至邮件，向题录中添加文件，PDF 阅读界面设置，文献全文检索，文献题录更新，文献题录内图像设置，显示/隐藏文献题录，文献库摘要记录，文献题录找重等。

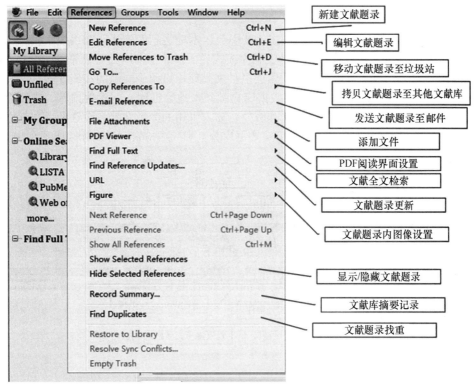

图 8-8　EndNote References 菜单栏

4. Groups 菜单栏（图 8-9）　主要是根据文献类型或文献所属领域对数据库中的文献进行分组管理，包括建立组，建立智能组，建立关键词组，重命名、编辑、删除组，移动文献至别的组，建立、删除、重命名组集，隐藏组。"建立智能组"是以所有文献题录中共有的某类或多类信息为关键词，如作者、出版年或题目，文献管理软件将含有此类信息的文献进行智能分组的管理方式。所创建智能组的组名可根据该组文献的共有信息进行命名。"Create From Groups"是将多个组内的文献根据指定的关键词进行提取建立关键词组。"Group Set"是多个组的总和，可将某个领域内的文献整理在一个组集中。

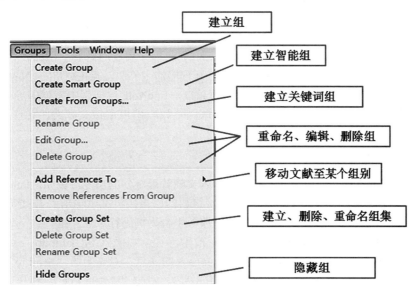

图 8-9　EndNote Groups 菜单栏

（二）工具栏

EndNote 工具栏左侧显示文献库的模式，其中包含本地文献库模式、在线搜索模式（临时数据库）和本地 & 在线搜索集成模式。本地文献库模式界面仅显示本地已下载并整理在 EndNote 中的文献。在线搜索模式显示可进行在线搜索的多种文献库，可用于文献的在线搜索。向右依次是文献导出格式（Output Style）、复制在线数据库文献到本地数据库、新建数据库、在线检索、导入、导出、全文检索、打开文献链接、打开附件、插入引用的参考文献、设置参考文献格式、前往 Word 文字处理、同步本地与在线数据库、数据库分享和库内检索。详细标注如图 8-10 所示。

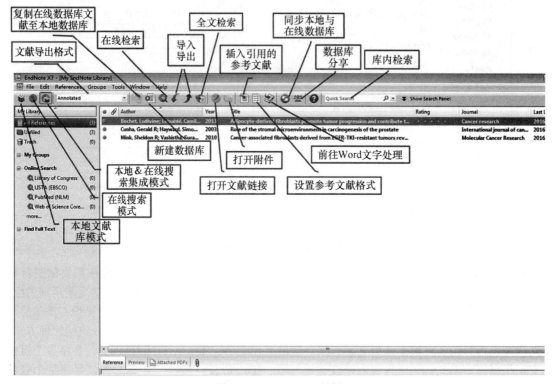

图 8-10　EndNote 工具栏

三、EndNote 数据库建立及文献导入

新建数据库有两种主要方式。第一种是在 EndNote 程序启动时选择"Create a New EndNote Library"，即可建立数据库；第二种方法是在已打开程序的主界面，点击"File—New"，选择数据库保存地址并输入数据库名称，也可完成数据库建立。EndNote 数据库中文献的导入方式有如下几种：①网络数据库导入；② EndNote 软件直接联网下载；③ PDF 或文献文件夹直接导入；④手动输入。

（一）网络数据库导入

绝大多数网络数据库均提供将其文献直接导入文献管理软件的功能。例如，PubMed、Web of Science 和万方数据知识服务平台等，均可通过网络数据库直接将文献输出到 EndNote 数据库中。以下以 PubMed、Web of Science 和万方数据知识服务平台为例进行重点介绍。

1. PubMed 数据库导入　在 PubMed 数据库检索界面，以"EGFR inhibitor"为检索标识进行检索为例，出现如图 8-11 所示界面。勾选需要导入的文献，点击上方"Send to"按钮，选择"Citation manager"，出现"Create File"界面（图 8-12），点击"Create File"，在出现的对话框界面中选择打开或保存。如直接打开文件，选择 EndNote 程序打开文件即可导入，此方式最为简便。如保存后再打开，先开启 EndNote 软件，新建数据库，在 EndNote 主程序界面菜单栏中选择"File"—"Import"—"File"（图 8-13），出现如图 8-14 所示的对话框。在"Import File"右侧选择已下载的文件，"Import Option"表示文件转换格式，选择"PubMed（NLM）"，点击"Import"按钮即可导入。若"Import Option"下拉菜单中未显示"PubMed（NLM）"格式，需要在下拉菜单中的"Other Filters"界面进行选择（图 8-15）。EndNote 内置有 455 种不同 filter，根据所检索数据库的不同，可以选择相应的 filter。

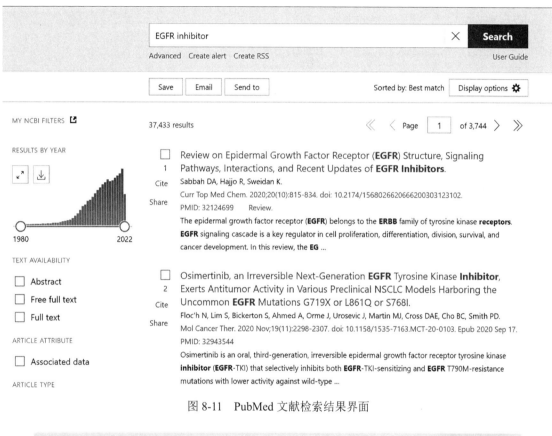

图 8-11　PubMed 文献检索结果界面

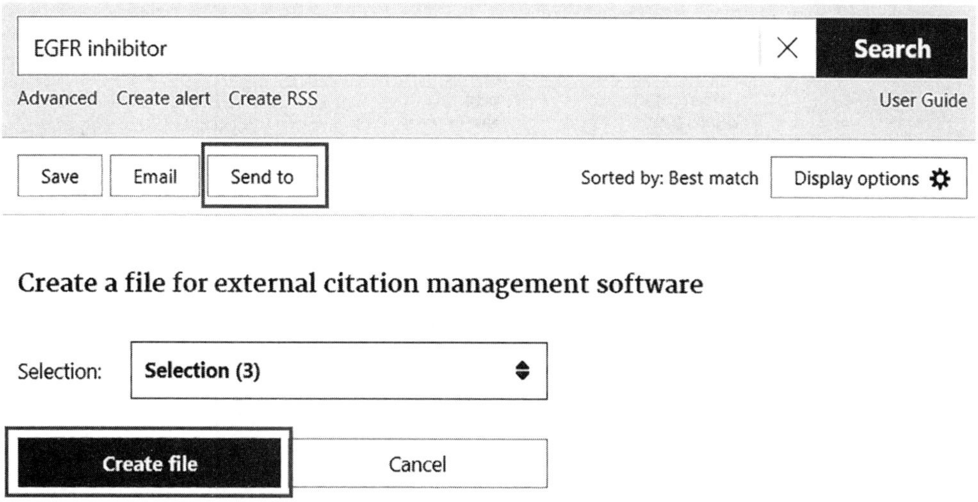

Create a file for external citation management software

Selection:　Selection (3)

Create file　　Cancel

图 8-12　PubMed 导入文献至 EndNote 软件

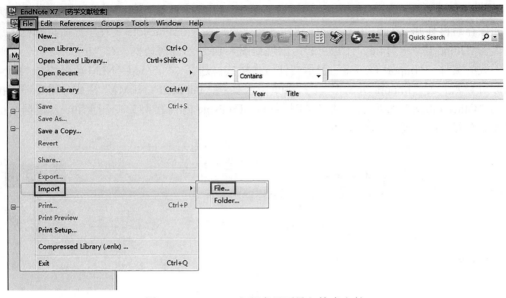

图 8-13　EndNote 主程序界面导入检索文献

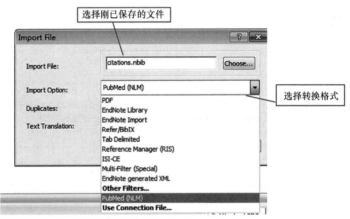

图 8-14　PubMed 输出文件导入 EndNote 数据库界面

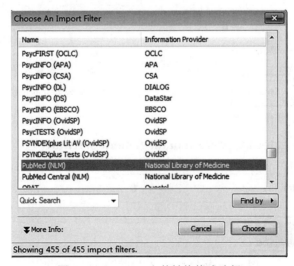

图 8-15　EndNote 文件转换格式选择

　　若需要预览文献的详细内容以便确定此文献是否是自己所需文献，可以点开文献链接。如需导入 EndNote 数据库，首先点击右上方"Send to"按钮（图 8-16），再采用与上述相同的方式即可导入文献。如果所检索文献有全文，有以下两种简便的方式将全文附在数据库的题录中：①直接将其拖入文献浏览区中文献题录所在位置。②打开文献题录，将文献拖入"File Attachments"位置处。

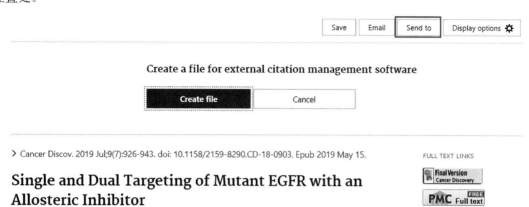

Single and Dual Targeting of Mutant EGFR with an Allosteric Inhibitor

图 8-16　PubMed 单篇文献导入 EndNote 数据库

　　2. Web of Science 数据库导入　以"EGFR inhibitor"为检索标识进行检索为例说明。Web of Science 检索结果如图 8-17 所示。在检索结果界面，勾选需要导出的文献，上方"导出"有很多种选项，EndNote 软件主要应用的是保存至"EndNote Online"和保存至"EndNote Desktop"。保存至"EndNote Online"表示将选中的文献题录保存在 EndNote 网络图书馆，需要用检索人的个人 EndNote 账号登录以方便保存。保存至"EndNote Desktop"表示将已选的文献题录保存在本地桌面，点击后出现如图 8-18 所示界面，检索人选择相应的记录内容后点击"导出"按钮即可。然后，采用图 8-13 所示的导入方法，选择合适的转换方式（ISI-CE、Multi-Filter、Endnote generated XML 均可），导入文献题录即可。

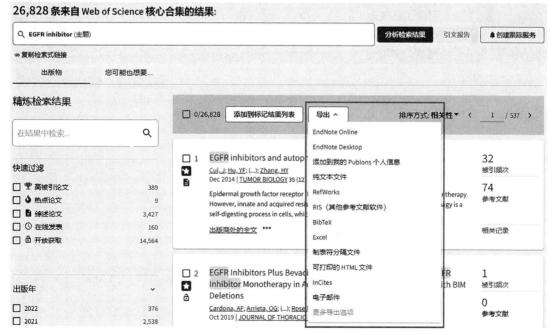

图 8-17　Web of Science 文献检索结果界面

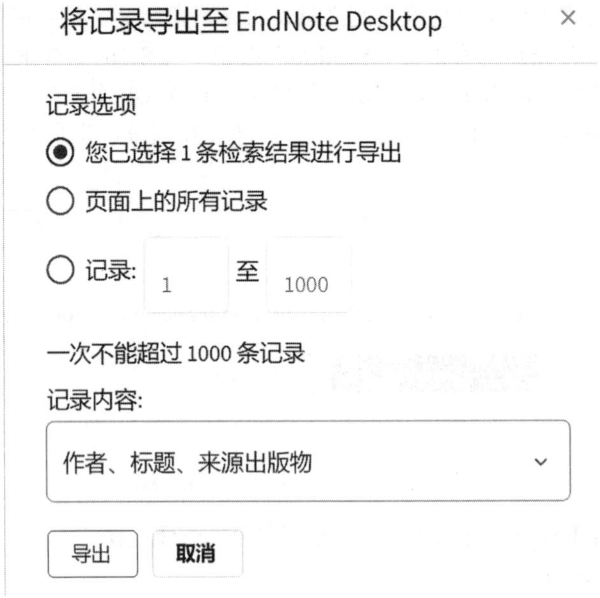

将记录导出至 EndNote Desktop ✕

记录选项

- ◉ 您已选择 1 条检索结果进行导出
- ○ 页面上的所有记录
- ○ 记录: 1 至 1000

一次不能超过 1000 条记录

记录内容:

作者、标题、来源出版物 ⌄

导出 取消

图 8-18 Web of Science 检索文献题录保存至本地界面

3. 万方数据知识服务平台导入 万方数据知识服务平台现已支持 EndNote 直接访问和下载功能。以"EGFR 抑制剂"为检索标识,采用万方数据知识服务平台进行中文文献检索,检索结果如图 8-19 所示。在每篇文献的下方有"引用"链接,点击"引用"按钮,即出现新的界面。如果想批量导出多篇文献,可勾选需要导出的文献,点击界面下部的"批量引用"链接,在出现的新界面中选择"EndNote",如图 8-20 所示,导出 TXT 文件。打开如图 8-13 所示 EndNote 导入文件界面,在对话框上方选择刚保存的 .txt 文件,"Import Option"选项中选择"EndNote Import",点击"Import"按钮,即可导入之前选中的文献题录。

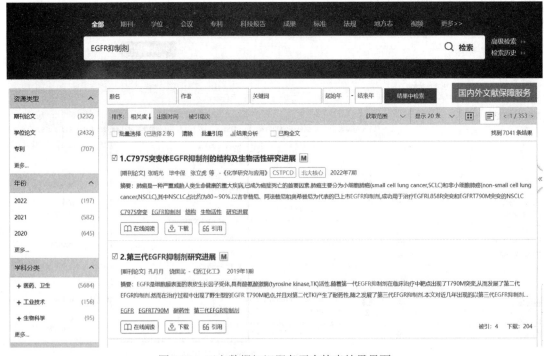

图 8-19 万方数据知识服务平台检索结果界面

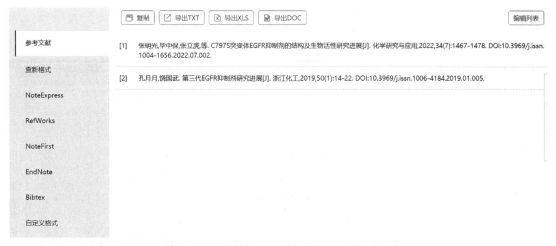

图 8-20 万方数据知识服务平台文献导出界面

（二）EndNote 软件直接联网下载

若通过 EndNote 软件直接进行文献下载，首先需要设置常用数据库。在"Edit"菜单栏中点击"Connection Files"，然后选中"Open Connection Manager"，出现如图 8-21 所示列表，勾选所需的数据库，即在 EndnNote 主界面左侧出现已勾选数据库。另一种方式如图 8-22 所示，在 EndNote 主界面左侧"Online Search"界面下点击"more..."，出现右侧对话框，勾选所需数据库，选择"Choose"选项即可。

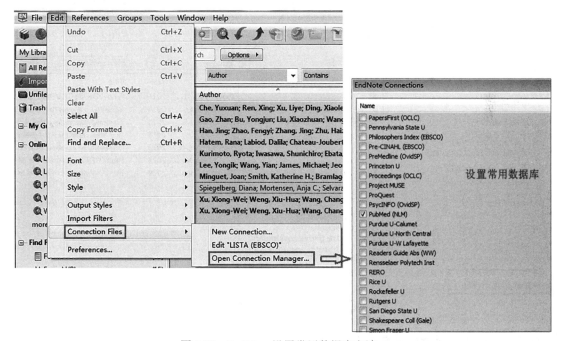

图 8-21 EndNote 设置常用数据库方法一

选择检索数据库（图 8-23），在右侧上方选择检索词类型，输入检索词后，点击"Search"按钮，即可完成检索。通过"And"/"Or"/"Not"选项可实现多类型检索词检索。检索完成后，将检索到的文献选中，拖入所属组别，完成文献分类管理。

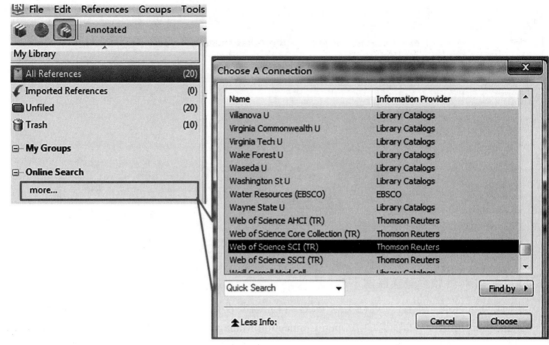

图 8-22　EndNote 设置常用数据库方法二

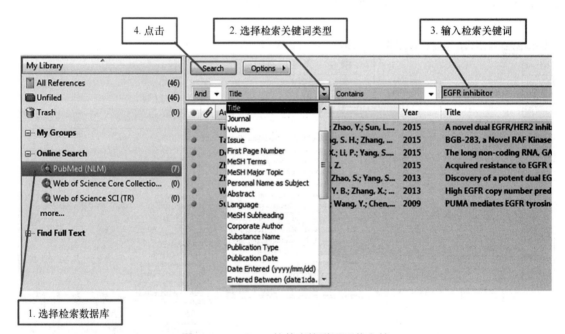

图 8-23　EndNote 软件直接联网下载文献

（三）PDF 或文献文件夹直接导入

如果是本地已下载完成的文献，通过 PDF 或文献文件夹直接导入 EndNote 软件是比较方便的方式。具体操作如下：打开如图 8-13 所示界面，若导入单篇文献，选择"File"，"Import Option"选项选择"PDF"即可；若导入文献文件夹，选择"Folder"，"Import Option"选项只能选择"PDF"，点击"Import"即可，导入成功后会在 EndNote 左侧分组窗口新增一个分组"Imported References"，导入的文献即归类到这个分组。当然，也可自己改变分组。PDF 或文献文件夹直接导入方法相对比较简单，但很多 PDF 文献导入后信息显示不全（如仅有标题），这是因为 PDF 文件导入 EndNote 文献管理软件需要满足一定的条件，即 PDF 文档中必须有 DOI 号才会显示完整的信息。如出现上述情况，一种解决方案是按照（一）或（二）所介绍的方法，在相应数据库网站下载文献题录或通过 EndNote 软件下载文献题录；另一种方法是通过手工输入的方法进行信息输入。

（四）手动输入

手动输入文献信息方式比较烦琐，步骤如下：点击"References"菜单栏，进而点击"New Reference"即可新建一条文献题录，依次按照已经设好的字段填入相应信息即可。需要注意的是，"Author"信息必须一人一行填写，否则软件无法区分是一个人名还是多个人名，关键词也需要一个关键词一行填写。当然，并不是所有信息都要输入进去，使用人只需填写重要的关键信息即可，例如，"Year"、"Title"、"Journal"等。

四、EndNote 应用

EndNote 除了具有上述介绍的文献管理功能外，还可利用 EndNote 内置的论文模板，非常方便地按照所投稿期刊要求撰写论文。此外，在撰写论文过程中，还可利用 EndNote 软件实现自动的文献格式编排，为科研工作者节省了很多文字排版所需的时间。

（一）提供期刊论文投稿模板

EndnNote 为科技工作者提供了 191 种期刊论文的撰写模板（X7 版）。如果读者准备向上述期刊进行投稿，只需在 EndNote 提供的模板中输入相应的内容即可。这里以向期刊 *Science* 投稿为例，说明如何利用 EndNote 提供的论文模板。

首先打开菜单栏"Tool"中的"Manuscript Template"选项，出现如图 8-24 所示界面，选择"Science Magazine"，点击"打开"，在出现的对话框中（图 8-25），选择"下一步"，并输入题目，选择文章各部分模块，点击"完成"按钮即可。在出现的 Word 界面文档空白处，按照提示添加相应内容即可。

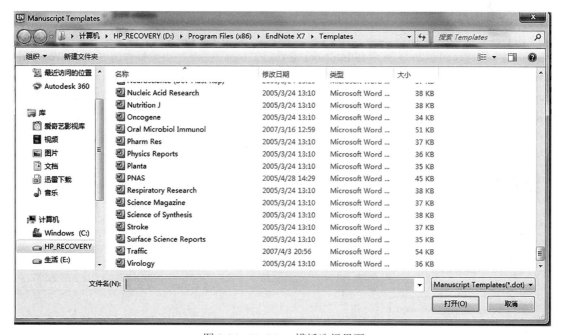

图 8-24　EndNote 模板选择界面

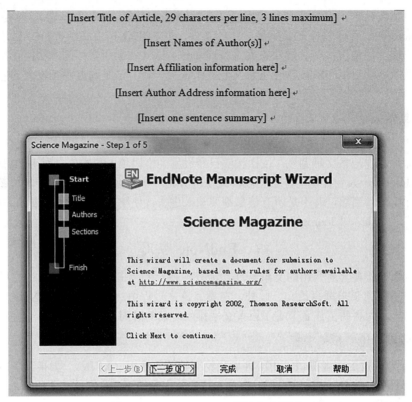

图 8-25　EndNote Word 模板生成界面

（二）辅助参考文献编排

在撰写论文或书籍时，EndNote 还可辅助自动编排参考文献格式。EndNote 在论文中插入参考文献有多种方式。需注意的是，文献插入时，Word 和 EndNote 应同时处于打开状态。

1. 第一种方式　首先打开所撰写论文的 Word 文档，并将光标移至需插入文献的位置，然后打开 EndNote 程序界面，选定待引用的文献，点击 Word 文档工具栏中的"Insert Selected Citation(s)"按钮（图 8-26），或者在 EndNote 主界面"Tool"菜单栏中选择"Cite While You Write [CWYW]"中的"Insert Selected Citation(s)"选项（图 8-27），或者采用 EndNote 软件中"Insert Citation"快捷键（图 8-28），均可将待引用的参考文献插入到论文的指定位置。重复上述操作，可依次插入相应的参考文献。完成后，选择"Style"选项中的投稿期刊类型（图 8-29），点击下方的"Update Citation and Bibliography"按钮，Word 文档中的参考文献即按照期刊设定的格式进行编排。

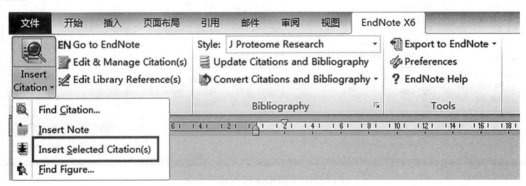

图 8-26　Word 工具栏插入引用文献方式

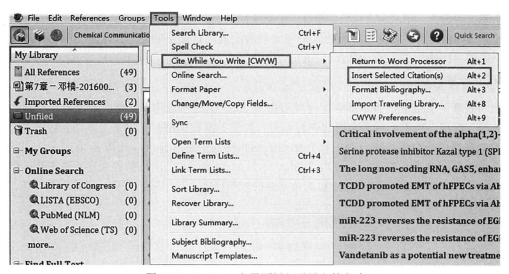

图 8-27 EndNote 主界面插入引用文献方式

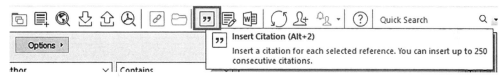

图 8-28 EndNote 主界面快捷键插入引用文献方式

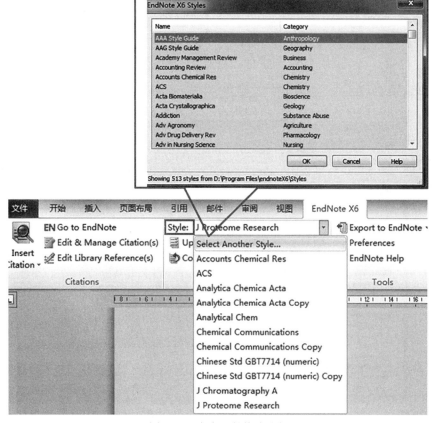

图 8-29 参考文献格式选择

2.第二种方式   第二种方式只需直接在 EndNote 中选定待引用的参考文献，右键选择"Copy"，在论文的 Word 文档中右键单击需插入参考文献的位置，直接粘贴即可。选定文献格式后，仍旧点击下方的"Update Citation and Bibliography"按钮，即可完成参考文献的格式编排。

（三）修改 Output style

目前最新的 EndNote 版本数据库可兼容超过 2000 多种期刊的引文格式，如果科技工作者拟向上述期刊投稿，可不用对引文格式进行设定。如作者拟投稿期刊超出了上述期刊范围，此时需自行设定格式。一般建议在已有的比较相近的期刊格式中进行修改，如图 8-30 所示。在菜单栏"Edit"中选择"Output Styles"，点击"Open Style Manager"，在出现的界面中点击 Edit，即可进入到文献格式编辑界面（图 8-31）。根据所需要的期刊格式，在相应位置逐一进行编辑即可。

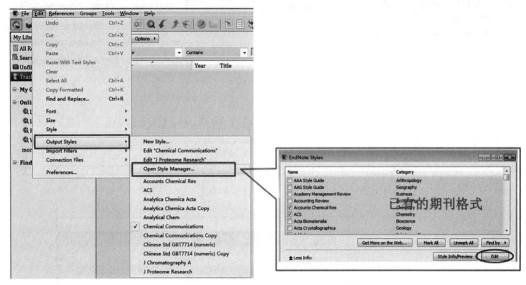

图 8-30   EndNote Output style 格式选择界面

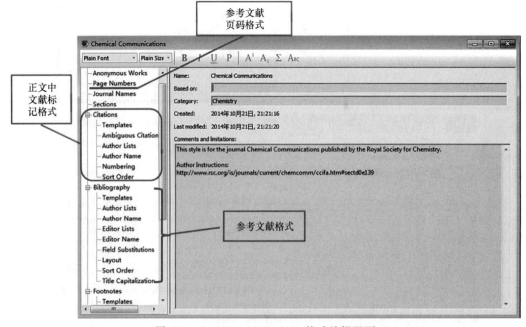

图 8-31   EndNote Output style 格式编辑界面

（四）编辑和调整参考文献

在 Word 文档的编辑过程中，相关位置可能会同时引用多篇参考文献，有时候需要删除某一篇或者多篇文献。一种简便的处理方法是利用 Word 文档中 EndNote 插件提供的编辑功能，具体操作如下，将鼠标光标置于正文中引用参考文献的位置，点击 EndNote 插件左上角的"Edit & Manage Citation(s)"，选择相应的参考文献，点击右侧的"Edit Reference"按钮，进一步选择相应的选项。与此同时，可以通过左侧的上下箭头，调整参考文献的出现顺序（图 8-32）。

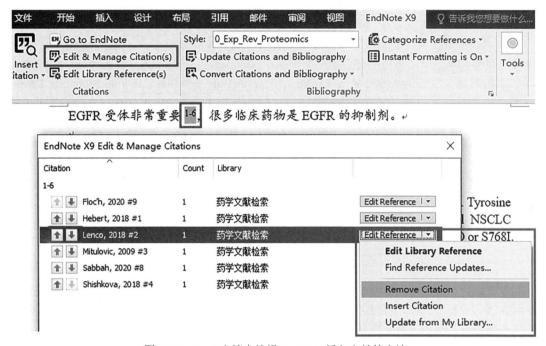

图 8-32　Word 文档中编辑 EndNote 插入文献的方法

（五）导出不含有 EndNote 引用格式的 Word 文档

在撰写论文和论著等过程中，有时候需要插入数百篇甚至更多的参考文献，导致编辑文档时遇到比较多的问题。尤其是当文档在不同作者之间修改传递时，文档中参考文献的频繁更新会导致文档编辑速度极慢。在 Word 文档的 EndNote 插件中，有一个去除 EndNote 引用格式的选项。如图 8-33 所示，在 EndNote 插件界面，选择"Convert Citations and Bibliography"，点击"Convert to Plain Text"后即可导出不含有 EndNote 引用的文档。

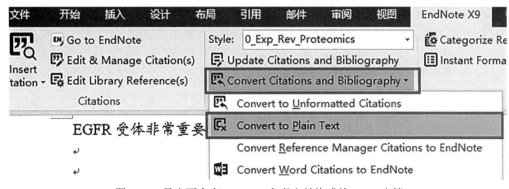

图 8-33　导出不含有 EndNote 参考文献格式的 Word 文档

案例 8-1

　　在 EndNote 软件中，利用 PubMed 检索摘要中含有 "proteolysis targeting chimeras" 或 "protac" 的文献，将检索到的所有文献导入本地 EndNote 数据库。以相同的检索方式，利用 Web of Science 数据库再次进行检索，将检索到的所有文献导入本地 EndNote 数据库中。根据不同数据库相同检索词的检索结果，利用 EndNote 中的去除重复文献（"Find Duplicate"）功能、智能分类（"Smart Group"）功能以及星标功能（"Mark" 或者 "Rating"）进行文献整理。

　　利用 PubMed 数据库共检索到 856 篇文献，利用 Web of Science 数据库共检索到 577 篇文献，包括专利、会议论文、综述等。利用软件的去除重复文献功能，将检索到的共 1433 篇文献进行整理，发现共有 657 篇重复文献，确认后将重复文献放入回收站或者直接进行删除。在余下的 766 篇文献中，以不同主题词进行智能分类，如以 "human"、"proteolysis"、"animal" 进行智能分类，共有 98 篇文献与 human 主题相关，202 篇与 proteolysis 主题相关，11 篇与 animal 主题相关。通过该方法可以快速进行文献分类，精准找到某类文献。查看该 766 篇文献所发表的期刊并进行排序，可以发现该研究领域的热门期刊，方便研究者在投稿时选择合适的期刊。另外，在阅读文献时，采用 Mark 功能对文献进行已读或未读标记，利用 Rating 功能进行星位标记，有助于作者对所管理文献的阅读和整理，方便查找重要文献。

　　问题：
　　1. 请思考 EndNote 软件直接联网下载文献方式的优缺点。
　　2. 请思考两种数据库所检索文献差异的主要原因是什么？

第二节　文献阅读

　　科技文献是科研活动中不可或缺的重要参考。文献资料是"巨人的肩膀"，阅读专业文献则贯穿于科研活动的整个过程。科研人员对科研文献的理解深度和掌握水平，对其研究的水平和层次具有重要的影响。然而，文献资料所传播的知识往往比较零散，不够系统，如何从浩瀚的文献海洋中准确获取所需知识尤为重要。因此，掌握恰当的文献阅读方法对于科学工作者具有重要意义。

一、阅读方式

　　对于刚接触某个领域的科研人员来说，最重要的即是文献积累。文献研读一般先从代表性的综述性文献开始，精读几篇代表性的综述文献对于科研新人初步了解该领域目前的发展现状，快速把握学科发展方向极为重要。随后，科研人员可进一步查看上述综述类文献所引用的参考文献，这可帮助科研人员认识在综述文献的框架下有哪些具体的科研成果。最后，根据这些文献再寻找更多的参考文献，从点到面，进而把文献资料织成一片网络，从而迅速把握该领域的研究进展。

（一）泛读与精读

　　科研工作者既需要广泛地阅读文献，涉猎各种知识，把握最新研究热点，同时也需要深入挖掘具有重要参考价值文献的学术思想，深入探讨其研究方法和创新水平，才能使自己在专业领域打下宽厚的知识基础，夯实牢固的理论根基。实际上，绝大多数文献只需泛读即可，仅少量的文献才需精读。

　　摘要是一篇文献的窗口，而题目则是其眼睛。多数文献只看题目和摘要，即可勾勒出论文的框架，结合图表即可掌握绝大部分内容。对于自己不太熟悉的领域，除了细看摘要外，略读前言也必不可少，这即是泛读。如果一篇文献对读者具有重要意义，通常需要精读全文，特别是结果与讨论部分。文献的结果与讨论部分一般最能体现文章的主题和作者的思维过程。如果读者自己的科研工作需要参照文献的实验部分内容，这时实验方法部分也变得尤为重要。此时，读者可仔细研读实验部分，以便为自己后续的实验作好准备。此外，由于西方人撰写论文很注重逻辑和推理，其内容从头到尾环环相扣，因此在阅读的时候要注意关联词，它们往往具有承上启下、引领全文的作用。

（二）集中时间阅读和比较阅读

有的科研人员坚持每天读 1~2 篇文献，这种文献阅读方式由于跨越时间较长，不易形成前后联系，难以形成创新性的思维，因此并不科学。在阅读文献时，集中一段时间连续阅读的方式更为科学，这样更容易形成前后联系，迸发出创新的思维和火花。

此外，还可进行比较阅读。将相同研究领域类似的文献比较阅读，查找文献的异同，发现不同作者对同一研究事物的不同看法、思路演变，各自有何创新性，可帮助发现他们研究的脉络和问题的关键所在。通过对比实验操作部分，可找到大家共用的实验技术，提高科研人员在重复类似实验时的成功率，减少失败。

（三）温故而知新

只要读者能够坚持阅读文献，就会构建起自己的知识架构。文献若只读一遍，一段时间后，会对文献的印象越来越模糊，直至淡忘。不妨将读过的文献定期拿出来重新读一读，特别是对于研究工作具有重要意义的文献，更需要反复阅读。这样一方面可以加深对研读文献的印象，另一方面，随着后续文献的进一步积累，会对重要文献产生更加深刻的体会。

二、注重归纳和总结

（一）标记阅读

在阅读文献过程中，遇到重点词、关键语句或者关键操作步骤，进行适当的标记是非常重要的。可充分利用 PDF 软件的批注、标注、标亮等手段对文献中的重要内容进行标识。此外，在重点段落的空白处用几个字或一句话概括本部分的中心思想，等再次阅读该文献时，可迅速了解该文献的主要内容，一目了然，从而大幅度提高文献的阅读效率。

（二）笔记相伴

阅读文献是一个重要的思考过程，应当养成做笔记的习惯。做笔记不仅可帮助读者加强记忆，还便于文献的归纳总结和对比分析。此外，对于读者后续论文的撰写也非常有帮助。做笔记可以以卡片的形式进行记录，将每一篇文献的主旨和出处记录在一张卡片上，随着阅读量的不断增加，就会得到一系列的文献卡片集合，可随时翻阅。笔记还可以做成 Word 文档或 PPT 形式，在阅读过程中，随时整理出文献的重点内容部分，并辅以期刊、标题和作者等相关信息进行标识，随着阅读量的增大，可将上述内容整理并分类成多个不同研究方向的文献集。无论采用何种形式，所做笔记都需定期总结。总结现有研究水平，可做到心中有数；总结研究进展程度，可辅助预测探寻研究热点和发展方向，为读者后续的研究工作服务。

笔记的内容还可包括头脑中一闪而过的想法，可迅速将它们记下来。因为这些新的想法或许就是一个问题的解决途径或重要的研究方向。此外，撰写文献综述也是一种非常好的方式。这是因为撰写综述同样也是对文献的归纳、分类和总结过程，这个过程对于整个科研思路的整理亦大有裨益。

三、学而不思则罔

（一）不迷信权威

文献阅读过程中，须发挥自己的判断力，不可盲从。"尽信书不如无书"，即使是某领域权威专家的著作或文献也需要带着批判的眼光阅读。对待同样的事物，不同的文献会有多种不同的观点，不能只推崇所谓"权威专家"的观点，而恰恰需要思考多种并行存在的观点和理论，辩证地看待不同的观点和看法，才能有益于科研工作。

（二）去伪存真

在阅读文献时，对文献中提供的数据和结论需要进行再加工，即去粗取精、去伪存真。当文献积累到一定程度时，应该非常容易地判断一篇文献的水平高低，是否对自己的研究有很大的帮助。一般而言，影响因子高的期刊，其论文研究水平往往较高，参考意义比较大；而影响因子低的期刊，参考意义相对较少。

（三）多方交流讨论

交流讨论是一个非常好的文献学习方式。和相关领域专家、导师谈谈你的想法，交流一下各自所了解的某一领域的研究进展，往往会对你的研究有意想不到的收获。他们的一句话，一个见解，往往会使你醍醐灌顶，甚至比读上百篇的文献还要有意义。集体讨论也是非常重要的学习文献方式。在实验室内部，不同研究方向的研究生可定期或不定期地交流自己所掌握的文献，可相互启发，拓宽文献涉猎范围，会对彼此的科研有很大的帮助。

四、跟 踪 阅 读

随着文献阅读量的不断增大，科研人员会对自己所研究领域的文献或研究进展大体有了掌握。此时，只需关注自己研究领域内最新的发展动态，密切关注研究领域顶级实验室在该研究领域和方向的顶尖研究成果即可。此时，跟踪阅读是一种非常好的阅读方式。

目前常用的数据库都具有文献订阅功能。只要在其数据库的网站上采用邮箱进行注册，数据库就会自动定期或在每期有新的文章刊出时将文章的链接及部分内容及时发送到所注册的邮箱里，读者若对相应的文章感兴趣，直接点击链接即可进入数据库的相应界面，以获取更加详细的文献信息。以美国化学会 ACS 数据库为例，点击数据库网站右上角"menu buttom"按钮（图 8-34），注册或登录后，选择并进入 eAlerts 界面（图 8-35），只需选择希望关注的期刊信息与接收邮件的周期，便可以定期收到所关注期刊的最新文献链接。除了 ACS 数据库具有订阅功能外，包括 RSC、Elsevier 在内的很多数据库均具备文献订阅功能，这为广大科研工作者提供了非常便捷的文献追踪方式。

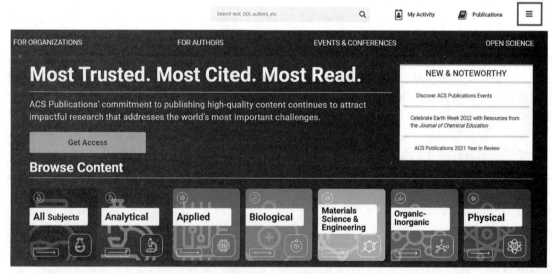

图 8-34　ACS 数据库主界面

文摘型检索工具也具有文献订阅功能。例如，Web of Science 通过保存检索历史可以实现以主题、标题、作者或出版物名称等多种信息为关键词的同时追踪。在使用 Web of Science 进行上述跟踪之前，第一步也是最重要的一步是需要创建一个账户。没有 Web of Science 账户，就无法进行任何跟踪。创建账户的步骤如图 8-36 所示，打开 Web of Science 首页，在右上角点击"注册"，在界面中填好相应信息，注册完毕后选择登录即可。

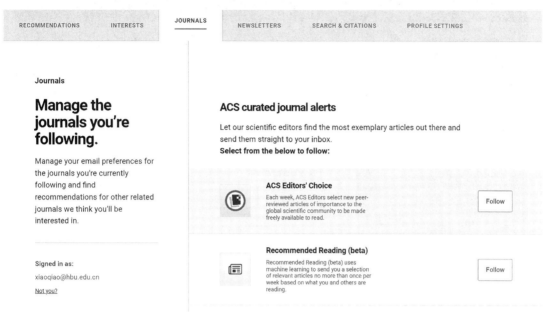

图 8-35　ACS 数据库期刊跟踪界面

图 8-36　Web of Science 在线注册界面

在 Web of Science 检索界面，以"EGFR Inhibition"为检索标识进行检索，其检索结果如图 8-37 所示。在检索结果界面上方点击"历史"，显示如图 8-38 所示界面，可根据个人需求，组配多种检索历史。进一步点击右侧的铃铛图标，输入检索跟踪名称，点击"创建"即可。当有最新相关的文献被 Web of Science 收录后，会以推送邮件的形式发送到个人邮箱，这同样可以实现实时追踪查阅同领域内最新文献的目的。

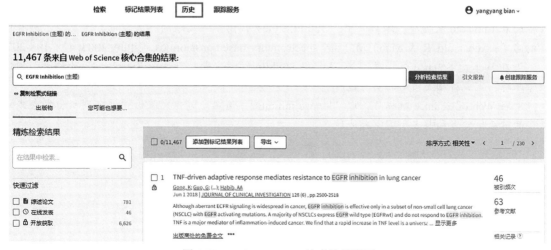

图 8-37　Web of Science 检索结果界面

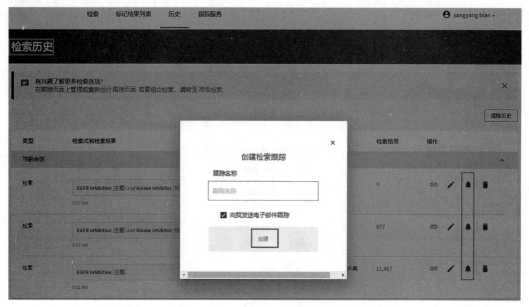

图 8-38　Web of Science 检索历史和文献订阅功能界面

本章小结

本章主要介绍了两部分内容：文献管理和文献阅读。在文献管理部分主要介绍了常用的文献管理软件 EndNote，侧重介绍了 EndNote 软件的菜单栏和工具栏的主要功能，EndNote 数据库的建立方法及在论文撰写中的应用。在文献阅读部分主要介绍了文献阅读的方式和技巧，并介绍了文献跟踪阅读的主要方法。

思　考　题

1. 请在 EndNote 软件中建立自己的数据库，并导入至少 10 篇药学相关的文献。

2. 以 PubMed 为工具，将与检索词为"Drug Delivery"相关度最高的 10 篇文献导入 EndNnote 数据库，并建立相应的文献组。

3. 请利用 EndNote 软件的直接联网下载功能，利用 Web of Science 数据库，检索著作者为"Yangyang Bian"的全部文献，并导入 EndNote 数据库。

4. 文献阅读的常用方法有哪些？你是否有自己独特的文献阅读技巧？请简要介绍。

5. 请采用 ACS 数据库的文献订阅功能，跟踪"*Journal of Medicinal Chemistry*"的文献。

6. 在 EndNote 数据库，编辑一个"Output Styles"，使参考文献的格式显示如下，显示所有作者的名字：Aebersold, R. & Mann, M. Mass spectrometry-based proteomics. Nature, 2003, 422, 198-207.

7. 在 Web of Science 数据库，以"kinase inhibitor"为主题，"Kuster Bernhard"为作者，创建检索跟踪，完成对相关文献的实时追踪。

8. 在 Web of Science 数据库，以"kinase inhibitor"为主题进行文献检索，分别找出发表文章最多的前 5 位作者和前 5 个国家或地区。

（西安交通大学　邓　楠）

第九章 学术论文撰写及投稿

PPT 课件

学习要求

1. 掌握学术论文的格式及撰写技巧。

2. 熟悉学术论文投稿过程及注意事项。

3. 了解学术论文的基本要求和主要类型。

案例 9-1

在论文投稿过程中，筛选目标期刊和准备投稿材料是必经环节，也是关键环节。研究人员需结合文章创新性、研究深度、期刊宗旨和兴趣等方面选择目标期刊投稿。在确定目标期刊后，还要根据特定文章类型的发表要求，对文章手稿进一步修订。例如，药学领域的高水平期刊 *Drug Resistance Updates*（《耐药性更新》），出版感染和肿瘤耐药领域的重要发现和原创研究，研究内容涵盖了耐药的基础研究与临床研究，涉及多个学科领域，如分子生物学、生物化学、细胞生物学、药理学、微生物学、临床治疗学、肿瘤学和临床医学。期刊的论文类型包括研究文章（Research Article）、研究简报（Research Brief）和综述文章（Review）等。每种文章有具体的投稿要求，如 Research Article 文章内容限定为基础研究、临床研究或流行病学，主体文章字数不能超过 5000 词，摘要字数不超过 200 词，图表可展示 5 张，参考文献不超过 50 篇；Research Brief 需要一个 50 词以内的总结段落，主体文章字数要低于 1000 词，参考文献上限 20 篇；对于 Review 类文章，文章主体字数不超 5000 词，其中包括一个 200 词以内的总结，图表不超 5 张，参考文献上限 75 篇。

本书之前各章分别介绍了文献检索、管理和阅读的相关知识。作为一名科研工作者，一定很期待自己的论文能够成为其他研究人员文献检索的结果之一。因此，如何设计实验、完成实验到最后撰写学术论文，并成功投稿发表学术论文将是本章讨论的主要内容。

第一节 学术论文基本要求

学术论文，是指在科学实验的基础上，对某一自然领域，比如药学领域中的某些现象或者问题进行研究，运用概念、假设、推理和证明等逻辑思维手段，通过结合分析和阐述，揭示这些现象和问题中新的科学规律，进而将上述内容总结而撰写出的学术报告。学术论文不同于其他类型的论文，具有很强的专业性，有自己独特的要求。一篇好的学术论文必须具备真实性、原创性、科学性以及有效性，而这些也构成了科技论文的基本特征和基本要求。

（一）真实性

之所以把真实性放在第一位，是强调科学实验的真实性远远大于一切。所谓真实性是指详细记录每一步实验的过程和结果，并如实将它们撰写到论文中。真实性要求任何实验结果必须是真实的而不是根据作者的预期伪造或修饰过的数据。只有真实性的科研结果才可能对未来的科学研究产生实质性的帮助。同时，在真实性的基础上，部分实验还需要具备技术重现性和生物重现性。可重复的真实数据对读者未来的帮助是显而易见的。如果实验数据造假，期刊会撤回已发表学术论文，并且对作者的学术诚信产生重大影响。

（二）原创性

原创性是学术论文的精髓。只要是原创的，无论是重大的创新，抑或是在原有实验基础上的一些小创新，都会带来真正的科学进步。这就要求论文所揭示的事物现象、属性或者总结出的规律，或者针对原有规律的新应用，必须是之前未曾报道的，必须是对该领域的研究有指导意义并可以助其前进的成果，而不是简单地模仿或者复述。学术论文原创性越强，一般在本研究领域影响力越大。即使是综述性论文，也不能只是简单地进行文献罗列，也需要作者的原创精神，才能提高论文的档次和科学意义。

（三）科学性

科学性是学术论文最根本和最显著的特征。科学性要求学术论文不仅仅是涉及科学或者技术领域相关的命题，更为重要的是论文的内容必须具备科学性和可重复性，并且具有推广价值，可以给具体的科学领域带来进步的成果。学术论文的科学性，要求论文观点正确、材料真实、论证严密，要通过作者缜密的观察、调查、实验、研究，尽可能多地占有材料，以最充分的事实、确凿的证据、可靠的数据作为立论的依据。

（四）有效性

有效性主要指学术论文所发表的形式。目前公认的方式为经同行专家评议，或是学术委员会答辩通过所发表的论文。最常见的形式就是论文经过投稿，审阅并最后在相关学术期刊上发表的学术论文。学术论文发表表明其揭示的科学问题已被广泛学习、借鉴与应用。本章节之后的部分也将会重点讨论这一类型的学术论文。

第二节 学术论文分类

本节将重点介绍学术论文的主要类型。以药学领域为例，主要包括"通讯快报"、"研究文章"、"综述文章"和"数据文章"。

一、通讯快报

通讯快报（letter 或 communication）通常篇幅较短，一般仅为 2～4 页，主要针对非常重要的学术成果并且期望以更加快速的方式进行发表。在药学领域中，这类文章一般是内容篇幅还不足以发表一篇完整的研究文章，但是研究内容又具有很强的创新性，作者期望尽快发表以取得在这一领域的优先权。例如，RSC 的 *Chemical Communications*（《化学通讯》）每年都会发表大量高水平的通讯类论文，篇幅通常为 3 页左右。

二、研究文章

研究文章（research article）最常见，对于科技发展具有非常重要的作用。研究文章通常篇幅较长，一般利用 5～20 页的篇幅系统介绍文章的假设、实验方法、实验结果、讨论和结论等学术领域内的创新性成果。研究文章在大多数期刊中都占据着主要篇幅。通过这类文章，读者可以捕获大量的信息和具体的实验细节，并可将之应用于自己后续的研究中。

三、综述文章

综述文章（review article）比较常见且影响力强。这类文章一般不包括原始创新的数据，主要是介绍某一领域近期或某一段时间的研究进展。一般综述类文章的作者会全面阅读该领域的相关文献，系统地概括、总结和分类，并对相关具有代表性的论文做较为详细的介绍和评述。因为这类文章不需要实验，所有的结果都是引自文献，作者对全局的掌控和文献的整理会成为该类论文的核心。综述文章对撰写人对某领域的把握度要求非常高。同样的领域，类似的文献，有些作者撰写的综述引人入胜；而有些则显得生硬，只是文献的简单堆积，吸引不了读者。

四、数据文章

数据文章（data paper）通常用来描述数据。近年来，这类文章变得越来越流行。当数据和讨论不足以发表研究文章时，可以考虑这类文章。比如，有些细胞系的蛋白质组数据，虽然作者是第一次进行整体蛋白质组的鉴定，但因为文章整体缺乏足够的创新性，没有技术创新，也没有发现特殊的蛋白质并进行验证，则可以将该类数据整理成为数据文章以给该领域的读者提供基本信息，这有助于研究该细胞系的科研工作者后续研究使用。

上面提到的是比较常见的四种论文类型。目前，随着期刊类型和数目的不断增加，在不同的期刊中也会有一些不同的分类，比如有些期刊含有技术报告（technical note）、视频文章（video paper）、评述文章（commentary article）等。随着科学技术的不断进步，相信会有更多类型的文章出现。

第三节 学术论文格式及撰写技巧

学术论文，尤其是"研究文章"，是用来向读者介绍某个科学现象或问题的假设、数据以及结论的描述性文字，是研究的核心部分。如果辛苦做了很多研究，却没有发表文章，一般而言可认为相关工作没有合理完成，这是比较遗憾的。做研究的目的即是"设计实验来验证你的假设，通过你的实验数据得出结论，并成功地将你的结论介绍给感兴趣的读者"。显然，学术论文撰写的重要性是不言而喻的。本节会将一篇典型的学术论文进行拆解，并介绍其特点和撰写技巧。

一篇学术论文的典型结构包括"标题"（title）、"作者及单位信息"（authorship）、"摘要"（abstract）、"关键词"（keywords）、"引言"（introduction）、"实验方法"（method）、"实验结果"（results）、"讨论部分"（discussion）、"致谢"（acknowledgments）和"参考文献"（references）。

一、标 题

标题是学术论文的必要组成部分，位于整篇论文之首，它的基本要求是简洁、清晰、凝练、恰当地反映文章的主旨或特定的内容。论文标题的好坏会直接影响到读者的兴趣，好的标题可以吸引更多的读者。因此，应该把论文最重要、最吸引人的信息放进标题中。一般而言，标题应该包括文章的主要关键词，切忌用较长的主、谓、宾完整结构。控制标题的字数在 25 字以内为宜。

二、作者及单位信息

作者署名是一篇学术论文不可或缺的部分。一般而言，没有人数限制，主要根据不同作者对该文的贡献来决定是否列入作者序列，并同时进行作者顺序的排列。需要强调的是，每一位作者对于自己的名字和单位在论文中的顺序都享有知情权，只有在征得每一位参与作者同意后，责任作者方可进行期刊的投稿。此外，所有作者的姓名都应该是全名，工作单位及地址也须如实反映。通讯作者在学术论文中书写电子邮箱等联系方式。

三、摘 要

摘要一般是用一段文字简要地概括论文全文。论文摘要的重要性，做过论文检索的研究人员都很清楚。读者往往是首先看标题，如发觉标题有一定吸引力，马上会转移到摘要的阅读上，尤其绝大多数期刊的摘要都是免费的。通过摘要，读者可以获得论文的缩影，也会决定是否继续阅读全文。所以摘要需要精心撰写，精益求精，需要有吸引力。摘要的撰写一般需要与标题相呼应，通常摘要的第一句话即和标题相关联，在前两句话陈述问题之后，第三句话即可开始提出问题的解决方法，之后即是简明扼要的叙述结果，并以总结性的语句进行结尾。

特别需要注意的是，文章的摘要无需按照论文的前后顺序首先进行撰写，可以先把论文的其他部分撰写完成。此时，作者会对论文的全文有一定的把握度：通过引言可知道自己论文的地位，通过结果和讨论可知论文的重要创新性在何处。此时，通过将上述信息简化，浓缩写成一段文字即是一篇很好的摘要。另外，不同期刊对于摘要的格式有不同要求，需要在投稿前按照学术期刊要求修改摘要格式。

四、关 键 词

关键词是在论文中起关键作用，并能代表论文特征或特点的名词或词组，通常由4～8个组成。关键词对于现代论文的检索具有非常重要的作用，关系到该论文被成功检索和利用的效率。关键词通常使用比较规范的词组，尽量不使用读者都未曾知道的词组，从标题或摘要中选择合适的词组作为关键词是比较常用的方法。

五、引 言

引言部分是论文的真正开篇之作，是论文的引人入胜之言，非常重要。一篇好的论文，其引言往往可以使读者了解你开展这项工作的发展历程以及该工作在这一领域的位置。要想写好引言，文献阅读量必不可少，只有大量地阅读，才能把握某一领域的研究进展。此外，要学会引用文献，不要采用尖酸刻薄的语言去评价他人的工作，应该采用正面的态度去介绍文献给这一领域带来的贡献，肯定它们的价值。在引用文献时需注意引用重要的文献、该领域开创性的论文、精彩的综述和评述类论文。

具体来说，引言通常会由3～5段左右的文字组成。

（一）首段落内容

尽量将首段落内容与标题相呼应起来，并以最基本和常见的术语来定义标题或者关键词等关键术语。从这些术语，引入探究领域并阐释它们的重要性。

（二）次段落内容

在次段落中，往往会对这个领域进行总结和评述。比如目前该领域的研究进展，还存在哪些问题，针对这些问题目前研究人员采取了何种方法进行解决，解决到何种程度等。次段落要特别着重笔墨描写，因为这部分的高度将决定你所撰写论文的高度和重要程度。在此部分，文献信息的提供一定要全面，很多研究人员撰写引言时只讲一些文献的短处而完全忽略文献所带来的创新性，这样以偏概全仅阐述部分结果的方式是不可取的。此外，所引用数据必须是真实正确的数据，这种问题常发生在二次引用的数据中，由于撰写人并未亲自看到这些数据，是最容易出现问题的地方。如果引用数据出错会导致论文评审人对文章的印象大大失分，也可能直接导致论文评审人对论文产生不信任的感觉，进而给出不太正面的评述意见。

（三）再次段落内容

这时，可以抛出你提出的研究方法以及预期可带来的效果，并和目前的方法比较突出自己文章的鲜明特点。在阐述自己的创新点时，要列出过去研究存在的问题，并介绍已经采取的改进方法和取得的成果，最后可清晰而完整地阐明本论文的研究思路。在撰写过程中，只需着重阐明一到两个关键创新点即可，不要追求大而全。一篇很好的论文，如果能解决好一个小的问题，就是一篇高水平的文章。过多的创新性描述，往往会给人感觉文章很空的印象，效果反而不好。

（四）末段落内容

末段落可以简要地描述研究内容并讨论结果，可独立成段也可附在上一部分内容之后用几句话进行总结。

至此，引言部分的撰写算是大功告成了。建议在写作完成后，反复阅读、仔细修改，认真地琢磨语言表达是否准确，文献评述是否客观，这些细节部分的修改完善对论文而言也是至关重要的。通常情况下，看完一篇好的引言，读者基本对论文的来龙去脉就应该清清楚楚了，也会引起读者的进一步兴趣对全文展开阅读，寻找感兴趣数据和观点的细节内容。

在引言撰写过程中，需要大量地引用文献，这里需注意以下几个问题。第一，需要控制自引。很多作者的论文可能是根据实验室前期成果进行改进后的成果或者其新的应用，因此自引很普遍，但是需要控制限度。一般只引用具有实际关联性的工作，而不是因为是自己实验室的论文，稍微有点关联就全部予以引用。第二，引用其他研究组的文献需要平衡，要多点考虑。既要引用研究领域的重点文献，又要体现作者阅读的广度，而不是只针对某个实验室的论文进行引用。若论文评阅人是该领域的专家，发表了很多相关的论文，但是发现自己的文章完全没有被引用，这样会使论文评阅人对论文作者阅读和讨论的深度及广度产生质疑。第三，要控制经典文献和最新文献的引用比例。一般而言，引言所引用文献中都会包括一些经典文献，因为这些文献是该领域的开拓者，但是同时更要包含大量的最新文献，通过与经典文献的对比，可确定自己论文的位置。

六、实　验　方　法

大多数药学类论文都是以实验为基础对假设进行论证，因此实验部分的描述是必不可少的。这一部分内容主要阐明实验中所使用到的材料、方法以及研究的基本过程，通过这一部分内容的阐述可方便后续进行重复实验或将文献中的实验方法应用于读者后续的研究中。实验部分撰写相对较为简单，但是需要注意科学性和完整性。完整性即整个实验过程中的所有环节和关键步骤都需涉及，不要以偏概全，遗漏重要的实验过程。科学性即上述实验内容应是可以重复的，而不是偶尔获得的未经确认的内容。

实验方法部分可分别阐述，主要包括实验材料、实验设备、实验对象、实验技术方法、数据分析方法等。

（一）实验材料

实验材料是指在实验过程中用到的关键试剂、标准品等，需详细说明生产厂家、货号、纯度等信息，以及药物配制方法及浓度。某些有特殊要求的试剂也需列出并进行说明。

（二）实验设备

实验设备部分要详细说明实验中所用到的仪器型号、生产厂家、控制软件等信息。此外，部分关键设备在使用时的某些重要参数也须详细说明，尤其是有可能对实验结果产生重要影响的参数。进行条件优化时，也需列出优化步骤和主要思路。

（三）实验对象

药学研究的实验对象一般是组织、细胞或动物，临床研究还会涉及人本身，上述对象的基本信息应描述清楚。由于伦理学的要求，在涉及动物或人实验时，部分刊物会对投稿有特殊要求，需要满足期刊对动物或人实验的伦理要求。因此，作者在投稿前，应首先了解所投稿期刊的详细规定，并在论文中进行阐明。一旦违反规定要求，可能导致延迟审稿、责令补充数据或者干脆直接予以退稿。

（四）实验技术方法

实验技术方法部分通常用叙述性文字直接描述即可，如果是文献已经使用过的方法，可以简单介绍并引用相应参考文献即可。对于一些重要的方法，尤其是论文中的创新性方法，可以附加实验流程图进行说明，并依次进行实验方法的讲解，使读者更容易掌握整个实验的设计和操作步骤。对于学术论文本身而言，精彩的实验流程图可以提升整篇论文的档次。在对实验方法进行描述时，需要注意实验步骤的前后顺序和串联，要层次分明，否则会对评审人或读者造成实验方法及过程混乱的负面印象。

（五）数据分析方法

数据分析部分有时可放在实验技术方法部分进行描述。近年来，随着质谱、基因测序等大数据的出现，往往需要一些特殊的生物学软件对上述数据进行处理。对于需要特殊的生物信息学研究人员辅助进行数据处理时，则建议单独列出数据分析方法部分并进行描述。这是因为，即使针对同一原始数据，采用不同的方法进行处理，亦可能出现完全不同的结果。

七、实 验 结 果

根据投稿期刊的要求不同，也有部分学术论文会将实验结果和讨论部分放在一起进行撰写。不过大多数期刊会倾向于将二者分开，这里重点讨论将二者分开进行撰写的情况。

对于实验结果的描述要求准确、全面。准确就是所有实验结果必须是根据实验、理论、公式等推导出来的结果，而不是作者凭主观臆断或者通过文献猜测出来的结果。如果实验结果是篡改或伪造的数据，是更不可取的，绝不能以任何目的使用修饰过的数据。全面是指针对实验结果进行全面的数据分析并在论文中予以展示，不要故意漏掉一些数据或者关键结果以达到证明自己假设的目的。

较为常用的实验结果展示方式为表格和图片。一般而言，不同期刊对于图表的数目要求是有一定限制的。对于正文中的图表一般都是精益求精，尽量不要将同一数据重复展示，除非有特殊目的。表格的优点是能够清晰地展示论文获得的第一手数据，非常适合于一些总结性结果的阐述，便于读者对数据进行横向或者纵向的比较。图片的优点在于将一些难以用文字表达的数据灵活地展现出来，特别是彩色的图片还具有美化论文的效果。总体而言，图和表结合使用效果最佳，这样能各自取长补短、相得益彰，使得结果的阐述更加丰富、多彩而又不失严谨性。需要强调的是，论文中的图和表格都需配有标题和说明，这一部分内容往往作者不太重视，其实它的重要性不亚于图和表格本身。对于标题，要求尽量简短但是要主题明确，且能吸引人的注意。对于说明性的文字，则需要抓住图和表格的重点及创新性所在进行描述。一般读者在看完图表，并读完上述说明内容后，即使不去读论文的细节内容，也已经对文章的大概有所了解。相信很多论文评审人在拿到待发表论文后会首先对这一部分内容进行优先阅读，然后针对不清楚的内容，再对相关内容进行仔细阅读。注意，在结果部分，尽量不要展开过多的讨论，主要目的是将数据以图表形式展现给读者，并辅以文字进行陈述性说明即可。

八、讨 论 部 分

对于很多作者来说，论文的讨论部分恐怕是最难撰写的。讨论部分的撰写水平可以最直接地反映撰写人对所研究领域掌握的深度和广度。深度是指作者所发表论文对科学问题的研究程度。而广度主要考验作者能否从多角度、不同方面来解释、分析并关联研究所得到的主要结果和结论。

讨论部分的撰写重点在于突出自己研究的创新性，并通过与已发表文献或报道进行比较来体现出自己论文显著区别于先期报道论文的特点。尽管在实验结果描述中，可针对几部分结果进行分别阐述，然而在讨论部分则需要集中起来，针对某一、两个问题进行深入分析。对于实验中取得的突出成果，可使用大篇幅去介绍其重要意义。如果部分研究结果与其他先期研究没有显著差异时，可一笔带过，或者蜻蜓点水般地介绍即可。讨论问题的顺序也非常重要，一般而言，重要突出的结果放在前面进行讨论，这样容易吸引审稿人以及未来的读者。

此外，在讨论部分，虽然不会像结果部分那样集中展示图片和表格，不过也会经常使用实验结果部分的图片和表格，同时也会新增加一些图片和表格。因此，讨论部分的内容和结果部分必须一致，前后呼应。在写作前，可首先撰写提纲，列出所有结果和讨论点，并仔细进行推敲，不要出现讨论和结果矛盾的情形。有时候，部分撰写人也会在讨论的最后部分加上一小段结论性语言，这里主要是总结研究亮点，往往不需要太多的文字，一般一段话，3～5个完整语句即可。

九、致　谢

关于致谢部分，一般都会放在正文的结尾，需要用一个单独的段落来撰写。致谢部分主要分为两部分。第一部分撰写该论文所得到的基金资助情况，包括基金名称和基金号码。第二部分则是感谢部分参与该论文并对该论文有帮助的人员。作者及单位信息部分提到的是论文的主要贡献者，还有一部分参与人，尽管对该论文提供了一定的帮助或参考意见，但其贡献还不足以列在作者部分，这时可通过致谢部分体现他们对该论文的贡献以及你所表达的谢意。

十、参　考　文　献

参考文献部分需重点关注所引用文献的格式。目前的期刊数目众多，而不同期刊的参考文献格式要求往往不尽相同，这就需要撰写时特别注意。要根据期刊的要求进行参考文献的编辑、组织和排序。目前有很多软件，例如，EndNote、NoteExpress 等，可对文献的格式进行自动编辑，作者在论文撰写前可参考使用。

总而言之，论文写作是考验撰写人意志力的过程，即使遇到各种困难，也要努力一气呵成。其实，写论文也是一个讲故事的过程，这个故事既需要生动，同时也需要逻辑清楚、条理清晰、研究设计合理、实验结果可靠。最后，在论文撰写完成后，需要反复进行修改，使文章的细节经得起推敲，直至全文无懈可击。另外，可以请领域内专家提意见修改后再投稿。

第四节　学术论文投稿

在第三节中，我们重点讨论了学术论文撰写过程中的思路、要求、格式及注意事项。本节主要介绍论文撰写完成后的投稿及发表过程。

一、期　刊　选　择

期刊选择的关键在于定位。论文撰写完成后，作者就需要对自己的论文进行定位。如何定位？文献的阅读是关键。作者在论文撰写前，已先期阅读了大量与自己论文相关的文献。通过前期的大量文献阅读，已经基本可以了解自己研究的创新水平和影响力。这时，根据自己论文的创新水平，选择与论文所在领域相关的十个左右期刊，并对其进行排序。然后浏览上述期刊中与自己论文相关的近期文献，阅读期刊要求，找出自己所撰写论文与所选期刊可能的契合点，最后选出3～4 个期刊进行准备。

对于选出的3～4 个期刊，通常会有1 个期刊略高于自己的预期，1～2 个期刊恰好满足自己的预期，另1 个期刊可能比自己的预期要略低。通常会先将论文投稿到略高于自己预期的期刊，如果不行，可依次向下投稿。期刊确定后，还要根据期刊的基本要求和自己实验数据情况，确定投稿的类型。不同的文章类型，撰写方式会略有不同，需要参照具体要求进行撰写或修改。

二、投　稿　要　求

选定特定的期刊后，需首先根据期刊要求，准备好投稿所需的清单（checklist），然后一一准备上述资料即可。清单内容通常包括投稿信（cover letter）、正文、补充材料、图片和表格，并提供几个备选的论文评阅人和可能有利益冲突的论文评阅人的姓名及联系方式，上述所有材料均需按照期刊的要求进行准备。在上述的投稿内容中，给编辑写一封信是必须的选项，通常会包括投稿的相关内容信息，部分期刊还要求信中包括所投稿论文的创新点等内容，因此作者需仔细研读所投稿期刊的投稿须知。

三、投　稿　方　式　及　状　态

目前绝大多数期刊都采用在线投稿系统，只需将准备好的所有材料通过投稿系统直接上传即可。图9-1为ACS旗下的期刊 *Journal of Natural Products*（《天然产物杂志》）投稿系统的起始界面，作者只需按顺序依次完成即可。

Step 1: Type, Title, & Abstract

Authors are asked to review the Information for Authors, and to adhere to these guidelines when submitting manuscripts.

In publishing only original research, ACS is committed to deterring plagiarism, including self-plagiarism. ACS Publications uses the Crossref Similarity Check Powered by iThenticate to screen submitted manuscripts for similarity to published material. Note that your manuscript may be screened during the submission process. Learn more.

* = Required Fields

* Type:

CHOICE	TYPE
○	**Additions and Corrections**
○	**Full Paper**
○	**Note**
○	**Perspective**
○	**Review**
○	**Book Review**
○	**Editorial**

Save   Save & Continue ❯

图 9-1　*Journal of Natural Products* 投稿系统起始界面

投稿完成后，稿件的状态也会在投稿系统中实时更新，例如，"提交成功"（Submitted to Journal）、"编辑预审"（With Editor）、"审稿人在审"（Under Review）、"审稿完成"（Required Review Completed）、"等待结论"（Decision in Process）、"接受"（Accept）、"小修"（Minor Revision）、"大修"（Major Revision）、"拒稿"（Rejection）等。同时通讯作者也会收到决定性的邮件，比如增加一些供参考的审稿人、编辑的决定意见、审稿人的具体意见等。

目前，大多数期刊都追求高效率。通常编辑会在一周内决定是否将所投稿件进行送审还是直接拒绝；如果通过编辑这关，论文评审人在拿到稿件之后，也会在2～6周内返回审稿意见；编辑会综合不同审稿人的意见给出最后的决定，一般包括，直接接受（概率比较小）、小修（非常好的消息）、大修（也还是不错的消息）、拒稿但是允许补充大量数据后再次投稿，以及拒稿（不再做任何考虑）。

作者在拿到审稿意见后，首先要对审稿人的意见仔细阅读、反复推敲，不要忽视编辑和审稿人的任何一个意见，然后与合作者一起讨论最后的修改方案，并通过逐一地回答编辑和审稿人的问题，解决所有问题的疑惑。

总之，写论文、投稿、修改稿件都需要一个理性的分析过程。基本上，只要是科学的设计实验、真正意义上的解决实际问题、合理的文献阅读、认真地撰写学术论文，都会找到合适的期刊进行发表。

本 章 小 结

　　学术论文撰写及投稿是科研工作的重要方面之一。本章首先介绍了学术论文的基本要求，包括真实性、原创性、科学性和有效性；进而介绍了学术论文的分类、主要内容格式和各部分的撰写特点、撰写技巧和撰写要求。最后，介绍了学术论文投稿的主要过程，包括期刊选择、投稿要求、投稿方式和投稿状态。

思 考 题

1. 请简述学术论文的特征和基本要求。
2. 学术论文的类型主要有哪些？请简要介绍不同类型学术论文的特点。
3. 请简述一篇典型研究文章的主要结构及特点。
4. 请简述论文投稿需要准备的材料。
5. 请简述如何发表学术论文。

（河北医科大学　张　凡　徐州医科大学　张　玲）

参 考 文 献

毕玉侠. 2015. 药学信息检索与利用. 3 版. 北京: 中国医药科技出版社

曹宇容. 2011. 浅析科技文献资源状况与检索. 科技情报开发与经济, 21(33): 120-123

陈丽华, 张戎, 方亮, 等. 2015. EndNote 软件在医学文献管理和论文写作中的应用. 西北医学教育, 23(1): 36-38

冯颖, 史丽英, 陈几香. 2013. 4 种文献管理软件的功能分析与比较. 科技情报开发与经济, 23(20): 157-160

国家知识产权局学术委员会. 2021. 专利分析实务手册. 2 版. 北京: 知识产权出版社

国家知识产权局专利局专利文献部. 2013. 专利文献与信息检索. 北京: 知识产权出版社

何华. 2016. 药学信息检索与利用. 北京: 人民卫生出版社

胡礼忠, 顾坚. 2011. 电子资源在中东研究中的基本使用途径探索. 阿拉伯世界研究, (4): 56-65

华薇娜. 2008. 分类: 不可小觑的检索途径. 中国索引, 6(2): 50-55

孔毅. 2010. 万方数据资源系统与中国知网数据库对比分析. 图书情报工作, 54(S2): 342-347

孔媛媛, 邓艳. 2015. 知网、万方、维普和大雅论文相似性检测系统比较研究. 产业与科技论坛, 14(12): 82-83

李志明. 2015. 知网、万方、维普论文相似性检测系统比较研究. 大学图书情报学刊, 33(1): 61-64

刘可迅. 2014. 美国专利商标局网站专利检索简介. 中国发明与专利, (9): 38-39

刘伟, 贾陆. 2005. 药学文献检索. 郑州: 郑州大学出版社

马三梅, 王永飞, 孙小武. 2019. 科技文献检索与利用. 2 版. 北京: 科学出版社

马天旗. 2021. 专利分析——方法、图表解读与情报挖掘. 2 版. 北京: 知识产权出版社

乔晓强. 2017. 药学文献检索. 北京: 科学出版社

王鸿, 邢美园. 2013. 药学文献检索. 杭州: 浙江大学出版社

王会梅, 潘杏仙. 2011. ACS 数据库与 RSC 数据库比较研究. 情报探索, (6): 73-75

王永敏, 施玲琳. 2012. 万方、清华同方、维普三个数据库检索平台的比较. 晋图学刊, (6): 22-34

肖凤玲, 李朝葵. 2017. 医学文献信息检索实用教程. 2 版. 北京: 科学出版社

谢奇. 2010. 六种个人文献管理软件的综合评价研究. 长春: 东北师范大学

许娜颖. 2014. 中国主要专利检索数据库简介. 中国发明与专利, (9): 35-37

杨错, 胡艳, 王红. 2011. 检索国外药学专利文献的途径与方法. 医学信息学杂志, 32(6): 85-87

宇萍. 2015. 论专利检索的方法与技巧. 科技创新导报, 12(6): 209-210

袁秀, 万劲波. 2022. 美国国家科学院科技咨询新动向. 光明日报, 03-17(13)

曾心苗. 2014. 欧洲专利局专利检索简介. 中国发明与专利, (9): 51

周传虎. 2019. 学术论文写作与发表指南. 北京: 中国人民大学出版社